隠れ貧血・スポーツ貧血のための
アサイーの食事術

編集　アサイーでみなぎる
プロジェクト

監修　スポーツ栄養アドバイザー
石川 三知

WAVE出版

はじめに

私は、アスリートに限らず人の生活の24時間は、「動く」「食べる」「寝る」という3要素で構成されていると考えています。そして、人の身体を構成している37兆個といわれる細胞は、毎日の生活の中で絶え間なく新しい細胞が生まれ、入れ替わりを繰返しています。また、それぞれの細胞の入れ替わりはＤＮＡに組み込まれた情報によって自動的にコントロールされているという事実があります。

ですから、「動く」「食べる」「寝る」という3つの要素の質をいかに高められるかが、人が快適に生きていけるコツ。そしてその快適な生活の中で生まれてくる細胞で作られた身体には期待ができます。

どんなに質の高いパフォーマンスを行うアスリートも、1日は私たちと同じ24時間。その条件の中で、アスリートは一般の人たち以上に、3つの要素を高めていくことが求められます。なぜならハードトレーニングを行えば、それ以外に使える時間は短くなり、残りの時間の中で食事も睡眠もとらなくてはなりません。そして、毎日それを続けていく必要があります。

そう考えると、ただ食べるだけではなく、「よりよく動き」「よりよい睡眠」につながる食事の工夫が、高いレベルを目指すためには必要となってきます。

私はその食事によって、アスリートがトレーニングに向かえる身体、トレーニングの刺激を受け止められる身体を手に入れ、毎日が快適な状態でスタートできるように整えることを目指しています。

アスリートは、常にベストを超えるために挑戦し続けています。今までの自分を超えるのですから、ケガや疲労を押してでもトレーニングに向かうこともあります。周りからの期待、プレッシャーもあるでしょう。しかも、ベストコンディションのときに試合ができるとは限りません。けれど挑戦します。

このように一般人には想像しにくいタフなレベルの生活を続けるアスリートには、

肉体的にも精神的にもかなりのストレスがかかりますから、日常的に受ける活性酸素（攻撃性の強い酸素）のダメージも相当なものです。速く走れば走るほど、泳げば泳ぐほど、選手たちの身体が受ける活性酸素のダメージはどんどん大きくなる、といえるでしょう。

食の面からアスリートをサポートする立場としては、選手たちが受ける活性酸素のストレスを少しでも軽減するために、食べ物の持つ抗酸化力を活かすことはできないかと考えています。

私が、「アサイーでみなぎるプロジェクト」の活動をされている『フルッタフルッタ』さんとのご縁でアサイーに注目したのも、南米ブラジルのアマゾンという過酷な環境で生育しているタフな植物であるということが最大の理由でした。

年間を通して高温多湿である熱帯雨林のアマゾンに生育するアサイーは、強い紫外線による活性酸素と戦うための抗酸化物質や栄養素を内に蓄えて、自らを防衛しています。大切な種子を守る果肉や果皮には、種子を守るためにポリフェノール、脂質、食物繊維、鉄やカルシウムといったミネラル、各種のビタミンに18種類ものアミノ酸など、ほかの食べ物では摂取できない貴重な栄養もたくさん含まれています。

アマゾンで暮らす人たちも、抗酸化力の高いアサイーを常食することで、過酷な環境の中でも労働ができるのでしょう。私には、それが厳しいアマゾンの暮らしの中で、人と植物が共存する仕組みなのだと思えてなりませんでした。

それならば、アサイーのタフな抗酸化力を借りれば、活性酸素のダメージを受けるアスリートの助けにならないだろうか。アスリートが能力を発揮できる可能性が高まるのではないか、と考えたのです。

アサイーはアスリートのパフォーマンス向上に貢献してくれました。実際には、狙い以上の効果があったというべきかもしれません。

それというのも最新の研究で、アサイーには、造血を促す作用があることが報告されたからです。つまり、貧血の改善にプラスの作用があると期待できるわけです。

貧血は、全てのアスリートにとって、パフォーマンスに直結する問題です。ケガによる出血はもとより、多量の発汗や排尿で鉄を失う鉄欠乏性貧血、足底に持続的な刺激が生じることが原因となる溶血性貧血は、改善に向けて取り組むべき課題といえるでしょう。

「アサイーに造血作用がある！」という実験報告は、アスリートの宿命ともいえる貧血対策に、かなりの朗報であることに間違いありません。とはいえ私自身は、すごく驚いたというより、むしろ合点がいったというのが正直な感想です。

それというのも、アサイーのタフな抗酸化作用を期待して、選手にアサイーを摂ってもらうと、「ヘモグロビン値が改善した」「以前と比べて持久力が上がった」といった報告をする選手が、次々に現れていたからです。これは、明らかに抗酸化作用以上の効果を予測させることだったので、「アサイーには、まだ知られていない未知の作用があるのではないか」とずっと考えていました。

アサイーの造血作用については、まだ動物実験の段階ではありますが、食べ物でありながら、こうした作用があるのは驚くべきことです。

アサイーは、数年前にスーパーフードとして注目され、パワフルな抗酸化力でアンチエイジングの切り札とされましたが、いま改めて、健康増進への評価が高まっています。

本書第3章では、アスリートに起きやすいスポーツ貧血や、隠れ貧血ともいわれる人にも活用してもらえるように、アサイーを使った造血レシピを紹介しています。ぜひおいしく食べてタフなアサイーのエネルギーをチャージしてください。

また、栄養バランス面から考えたスタミナレシピも紹介していますので、本書で、貧血を克服して、疲れ知らず、だるさ知らずの元気な身体作りを目指していただきたいと思います。

スポーツ栄養アドバイザー　石川三知

第1章

アサイーのスーパーパワー

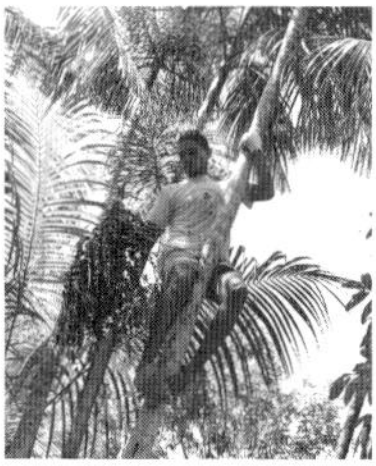

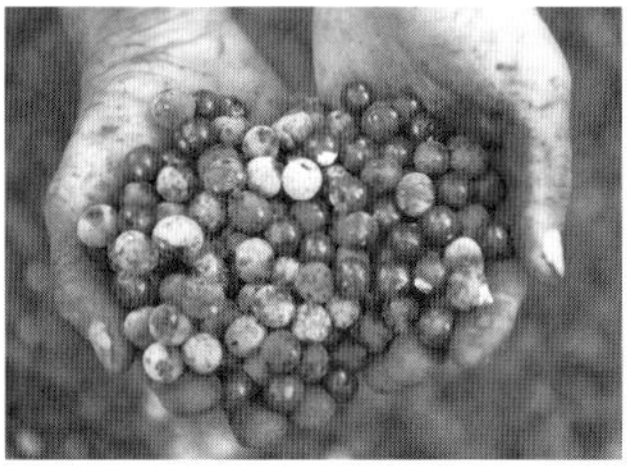

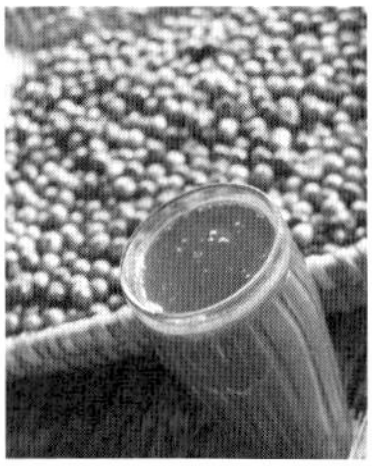

Contents

第2章
スポーツ貧血・隠れ貧血を知り、予防・改善する

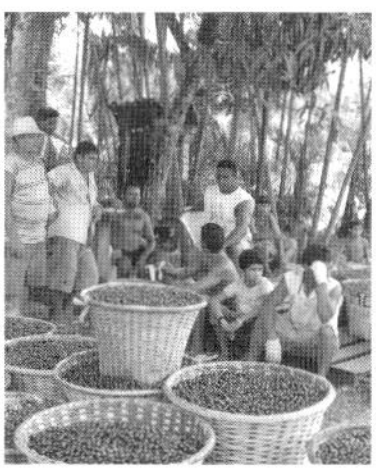
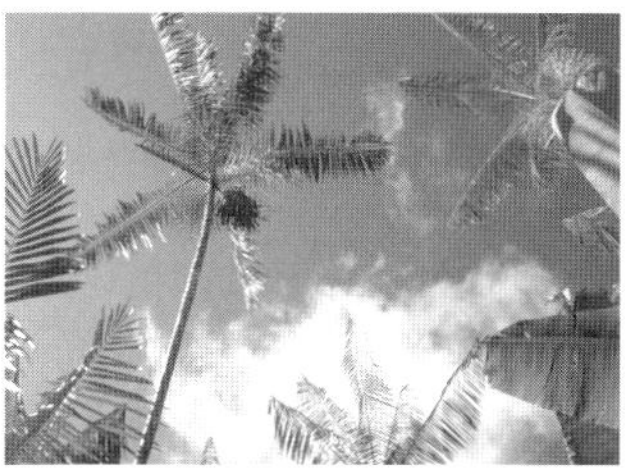
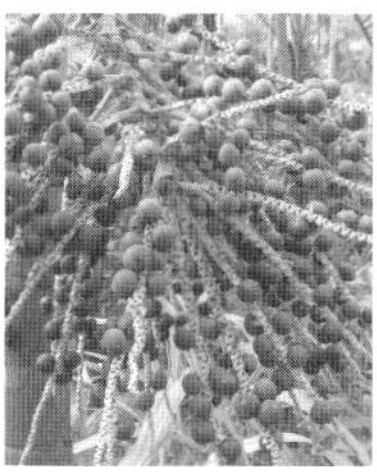

第3章

アサイー造血レシピ&造血スタミナレシピ

アサイー造血レシピ

造血スタミナレシピ

第4章

トップアスリートもアサイーで実践！ パフォーマンスUP報告

本書、第3章のレシピルール

アサイー造血レシピ内

朝日マーク
朝食におすすめ

太陽マーク
昼食におすすめ

おにぎりマーク
補食におすすめ

夕日マーク
夕食におすすめ

造血スタミナレシピ内

たんぱく質　鉄分　ビタミンミネラル

たんぱく質マーク、鉄分マーク、ビタミンミネラルマークは、それぞれが豊富に含まれ、補給できるレシピになります。

献立作りの参考にしてください。

- 本書の「アサイー造血レシピ」に使う材料は、フルッタフルッタの製品を使用しています。詳しくはp.99を参考にしてください。
なお、冷凍のアサイーピューレを調理に使う際は、個包装の袋からピューレを出して深めの容器やタッパーなどに移し替えて、冷蔵庫で解凍をしてからお使いください。解凍したものは、できるだけ早く使い切ってください。
- 計量単位は、大さじ1＝15mℓ、小さじ1＝5mℓです。素材により、量りやすい分量で表記しています。
- 材料は2人分、料理によっては作りやすい分量を紹介しているものもあります。
- とくに明記がない場合は、火加減は「中火」です。
- 材料の重さ（g）は基本的に正味重量（皮をむいたり、ワタや種を除いたあとの重さ）で表示しています。個数、本数などは目安です。
- 電子レンジはW（ワット）数によって加熱時間が異なります。本書では、レシピ上では600Wを設定しています。500Wの場合は、約1.2倍してください。ただし、電子レンジの機種によっても差がでますので、あくまでも目安として、加熱具合を見ながら加減してください。

第１章

アサイーの
スーパーパワー

アサイーボウルで知られたスーパーフード

アサイーがスーパーフードとしてブームになったのは、数年前のこと。アサイーのピューレとバナナを混ぜ合わせたスムージーに、フルーツやシリアルをトッピングしたアサイーボウルがハワイで大人気となりました。美容と健康に意識の高いセレブやモデルたちのヘルシーな朝食として、強い紫外線を浴びるサーファーの疲労回復食として、さまざまにSNSで発信されたことが火付け役となり、日本のカフェやコンビニにも、アサイーボウルやアサイードリンクが並んでいたのを記憶している人も多いのではないでしょうか。

リゾート的なオシャレさも手伝ってブームとなったアサイーですが、その背景には強力な抗酸化力に代表されるパワーフードとしての実力がありました。そして、ブーム以前から、現在まで変わらずにアサイーを支持しているのは、誰よりもその価値を知っている人たち。緊張感を強いられる環境や過酷な練習を日常的に送っているトップアスリートや格闘家たちなのです。

アサイーの原産国は、世界最大規模の熱帯雨林で知られる南米大陸にあるブラジル北部のアマゾン川流域。赤道が通るアマゾン地域は年間を通して最高気温が30℃以上、湿度も80％前後の高温多湿な気候です。毎日のようにスコールのような激しい雨が降る厳しい環境です。

そんなアマゾンの代表フルーツであるアサイーのプロフィールは、次の通りです。

アサイーのプロフィール

〔学　名〕*Euterpe oleracea Mart.*
〔和　名〕ニボンモドキ、ワカバキャベツヤシ
〔科　名〕ヤシ科
〔原産地〕ブラジルアマゾン地帯の河岸や沿岸地帯

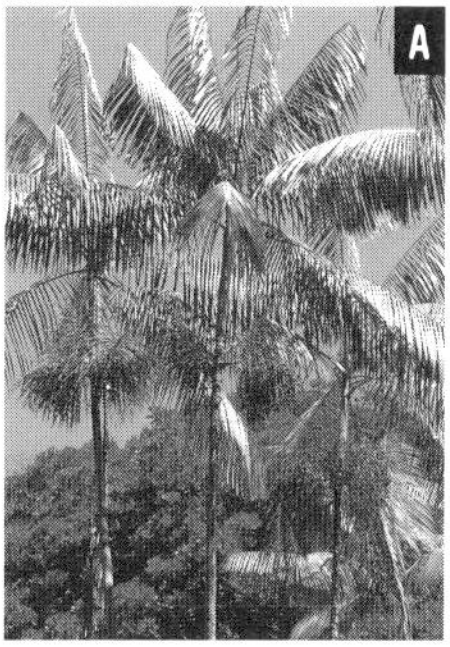

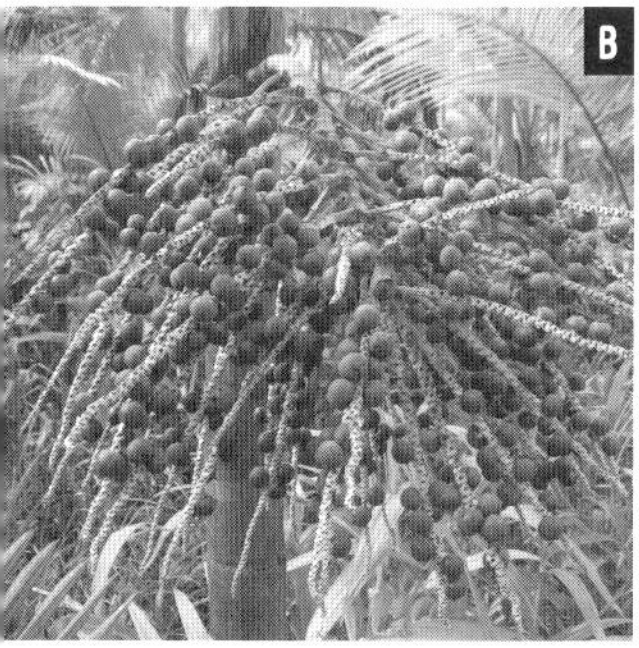

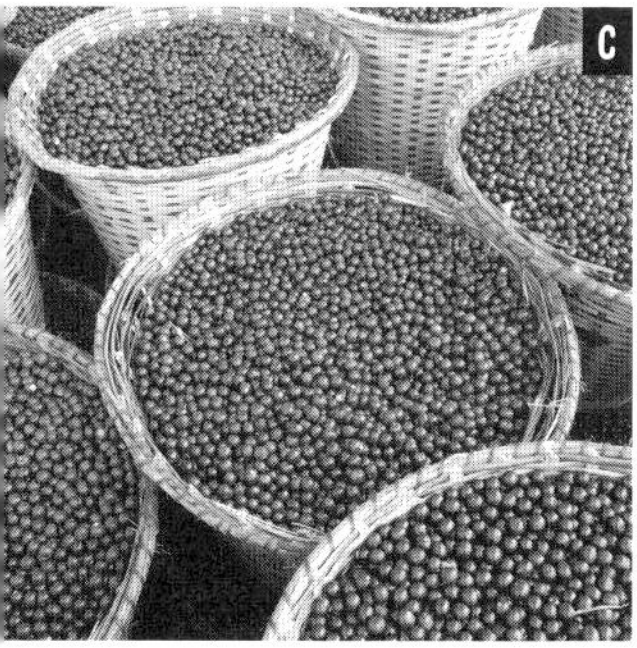

A アマゾン川河岸に生育するアサイーの木。

B アサイーの実がついた様子。

C アサイーの実を房からはずし、収穫したところ。

アマゾンに生育するアサイーは、成長すると25ｍもの高さになるヤシ科の植物。白く細長い幹の先には大きな葉が広がっています。アサイーの学名であるEuterpeは、ギリシャ神話の女神の名前に由来するとか。エウテルペは、縦笛やフルートを持つ姿で絵画に描かれることの多い芸術をつかさどる女神ですから、白く長い幹から大きな葉を広げ、ゆったりと葉を揺らすアサイーの姿に、芸術の女神を重ねたのかもしれません。

ヤシの中でも美しさで知られるアサイーは、その幹の節からほうき状の房が生え、房の先に直径１・５㎝ほどの丸い黒紫色の実をつけます。ブルーベリーをひと回り大きくしたような果実で、収穫期は８〜12月。酷暑の中で現地の人はスルスルと高い木に登って、アサイーの実を収穫していきます。

アマゾンの郷土食からアサイーボウルへ

アサイーの実の約95％は硬い種で、食べられる果肉の部分はわずか５％ほどしかありません。水分も少なく、ほとんど皮のような質感をしている果肉は、酸化しやすく劣化が早いために、収穫してすぐにすりつぶしてペースト状にするのが現地のスタイル。ペースト状になったアサイーは、マーケットや専門店などで手に入ります。

家庭では、お椀状の容器にアサイーペーストを入れ、潰したキャッサバ芋を炒ってフレーク状にしたものを混ぜて食べるのが一般的です。好みで干し肉、塩エビ、魚のフライと一緒に食べたりもしますし、砂糖を加えて食べるのも好まれています。

そう、ハワイでサーファーやセレブたちに好まれたアサイーボウルの原点は、このアマゾンの郷土食である**Açaí na tigela（アサイー・ナ・チジェイラ）**。チジェイラは、ポルトガル語のお椀という意味ですから、英語に直訳すると、そのままAçaí Bowl（アサイー・ボウル）となるわけです。

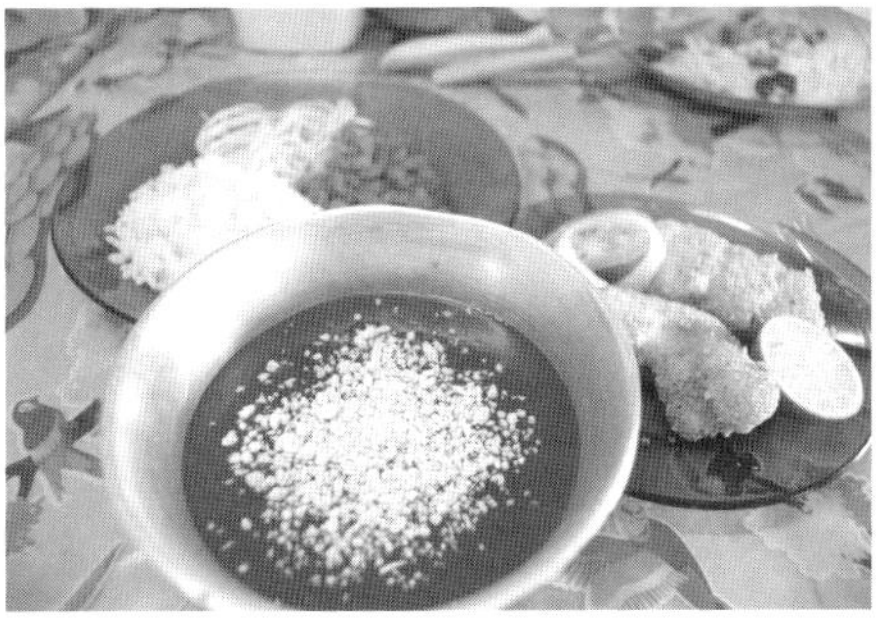

現地での食べ方、Açaí na tigela(アサイー・ナ・チジェイラ)。ペースト状のアサイーにキャッサバ芋のフレーク（ファリーニャ）をトッピングして食べる。

ちなみに、キャッサバ芋と聞いて気づいた人もいるかもしれませんが、タピオカ芋のことです。タピオカは、キャッサバの根を水に溶かして粉砕し繊維質を取り除いたもの。アマゾンで常食される炒ったキャッサバ芋のフレークはファリーニャと呼ばれ、繊維質が残っている状態です。現地の人にとってのファリーニャとアサイーは、日本人のご飯とお味噌汁のように生活に根ざした日常食といえるでしょう。

やがて、お椀に入ったアマゾンの郷土食は、リオ・デ・ジャネイロやサンパウロといったブラジルの都市部にまで広がり、そこでフルーツをトッピングした「アサイーボウル」となりました。

アサイーボウルは、アサイーのスムージーなどとともに、街中のカフェやジュースバーの定番メニューとなり、ブラジルのサッカー選手やブラジリアン柔術家といったアスリートはもとより、ブラジル人のソウルフードとして愛されています。

抗酸化力を担うのはアントシアニン

アマゾンからブラジルの都市部を経由して、ハワイに上陸したアサイーが一大ブームとなったのは、その豊富な栄養成分があったからにほかなりません。ときに気温が40℃近くにもなる赤道直下のアマゾンは、強い紫外線が降り注ぎ、頻繁に雨が降っているような過酷な土地です。そのため**アマゾンに生育するさまざまな植物は、紫外線、虫、細菌、カビなどから身を守るために抗酸化物質や抗菌物質を自ら作り出し、生き残るための栄養を蓄えています。500年以上も前からアマゾンの先住民の健康とパワーの源として欠かせない食べ物であったアサイーの真の実力はそこにあるのです。**

アサイーに含まれる成分の中でも、特筆すべきなのは、抗酸化物質として知られる**ポリフェノール**でしょう。25mもの高さに実をつけるアサイーは、アマゾンの強力な紫外線による活性酸素のストレスの中で生き抜く術を身につけなくてはなりません。そのためにアサイーの果肉100g※には2200mgものポリフェノールが含まれて

※無水物換算値／フルッタフルッタ調べ

います。ポリフェノールとは、植物の種子や紫外線のダメージを受けやすい葉の部分に存在する苦味や色素の成分です。その主な働きは、紫外線によって発生する活性酸素を消去して無害な物質に変えること。これが、植物特有の抗酸化作用です。

植物は自らの大切なエネルギーを利用して、ポリフェノールをはじめとする化学物質を生み出しています。自然界には、数千種類のポリフェノールが存在するといわれ、代表的なものには、緑茶のカテキン、赤ワインのアントシアニン、ウコンのクルクミン、大豆のイソフラボンなどがあります。

アサイーのポリフェノールは、黒紫色の実の色に由来する色素成分のアントシアニン。甘みや酸味がほとんどないアサイーの味に、赤ワインにも似たかすかな渋みを感じるのは、このポリフェノールの風味というわけです。

∴ アサイー固有のミネラル成分にも注目

ほかにも、**アサイーはカルシウム、マグネシウム、鉄分などのミネラルが豊富**であることも見逃せません。中でも鉄分においては、果肉100g中に生プルーン約58個分に相当する量が含まれています（フルッタフルッタ調べ）。

次章でくわしく説明しますが、鉄分は赤血球中のヘモグロビンを構成する成分です。ヘモグロビンの量は赤血球が酸素を運ぶ能力を左右します。そのため鉄分の不足と貧血は大きな関係があります。

貧血に悩む女性は多いですが、アスリートも然り。運動による発汗で鉄分を失ったり、足裏にかかる刺激やボディコンタクトによる衝撃で赤血球が壊れてしまったりと、アスリートには貧血になりやすい条件が揃っています。そのため、**スポーツを習慣にしている人は、性別や年齢を問わずに貧血になるリスクがあることを知っておいてください。**

また、アサイーは日本人の食生活では不足しがちな**カルシウム**を含んでいることも、女性はもちろん、アスリート、ハードワークのビジネスマンにとってもうれしいことです。

こうしたミネラルを豊富に含んでいるのは、アサイーが成育する土壌に関係が深いと考えられています。湿った土地であることが生育条件であるアサイーの自生地は、主にアマゾン川流域。その地では川の満ち引きが繰り返され、満潮になるとアサイーの生育地は川の水で満たされた状態になります。そうした水中のミネラル分を吸い上げているのだろうと考えられます。

ただ、同じ環境で育つ植物のすべてが、水中のカルシウムや鉄分などを吸収するわけではないので、あえてミネラルを取り込むことがアサイーのサバイバル術だったのかもしれません。

脂肪酸組成においてもアサイーは優等生

アサイーにはミネラル以外にも、**ビタミンE、ビタミンB1、ビタミンB2、葉酸といったビタミン類、18種類のアミノ酸、食物繊維も含まれています。**

さらに、フルーツでありながら脂質が含まれているのも、ヤシ科であるアサイーの特徴の一つ。脂質は脂肪酸という成分から構成されており、大まかに分類すると常温では液体の不飽和脂肪酸、常温では固体の飽和脂肪酸があります。多少の例外はありますが、植物油の多くが不飽和脂肪酸と考えてください。

さらに、不飽和脂肪酸には、炭素や水素の配列といった化学的な構造の違いから3つのオメガ系列に分類されているのは、みなさんの関心が高いところでしょう。

その視点からチェックしてみると、アサイーの脂質成分の中心になるのは、オメガ9系のオレイン酸。オリーブオイルに代表される脂肪酸です。それに加えて、オメガ3系のα－リノレン酸、オメガ3系と拮抗して働くオメガ6系のリノール酸など、体内では作ることのできない必須脂肪酸も含まれています。こうしたバランスのいい脂肪酸組成が、アサイーに独特なコクを生み出しているのです。

タフな果実でアスリートをサポートしたい

これまでに紹介したような豊富な栄養成分から、アマゾンのスーパーフードとして注目されてきたアサイーですが、日本にデビューしたのは、２００２年のこと。『フルッタフルッタ』が、アサイーをはじめとするアマゾンフルーツのジュースバーを神戸にオープンしたことにはじまります。

その数年前、『フルッタフルッタ』の長澤誠社長は、たまたま訪れたブラジル北部の街トメアスで、「アグロフォレストリー」という農法で栽培されているアマゾンフルーツを知ることになりました。

トメアスは、アマゾン川の河口から南へ200㎞ほど離れた日系人が多く暮らす町で、アグロフォレストリーで知られています。アグロフォレストリーとは、「森をつくる農業」と呼ばれ、農地に複数の種類の樹木や果樹を混植する農法のこと。多くの日系人組合員で構成されるCAMTA（トメアス総合農業協同組合）という現地の農協が中心となり、アマゾンの荒廃地に、野菜、コショウ、果樹、材木などの苗を計画的に植えて、森林を育てながら、さまざまな作物を収穫していました。

CAMTAでは、アマゾンフルーツの栽培から、冷凍ピューレの製造までを一貫生産することができ、アサイーの量産にも世界で初めて成功。それまで、現地でしか食べられなかったアサイーを、日本で紹介できるようになりました。

日本に上陸後は抗酸化作用が期待できるスーパーフードとしてブームの波に乗りましたが、ブームが過ぎ去ったあともアサイーはアスリートの間では根強い人気があったのです。

本書の監修をされているスポーツ栄養アドバイザーの石川三知先生は、スポーツ界でいち早くアサイーのポテンシャルを感じてアスリートと結び付けてくださった第一人者です。造血機能性が明らかとなってからもさらにアスリートとのパイプを強化してくださり、早速、サポートされている山梨学院大学の陸上競技部（短距離・フィールドブロック）で、選手たちの健康やパフォーマンスの管理に、アサイーを活用してくださったのです。

石川先生の視線は、食べ物の栄養成分や含有量だけでなく、常に食べ物が育ってきた環境や背景のほうに向いてもいます。アサイーの破格な抗酸化力への評価も、アマゾンという過酷な環境の中で生き抜き、25ｍもの高さに実をつける果実だからこそ。

そして、アスリートもトップの選手になればなるほど、人間が健康的に暮らすというレベルとはかけ離れた生活を余儀なくされます。通常では走ってはいけない速さで走るほど、泳いではいけないスピードで泳ぐほど、身体を傷つける活性酸素のストレスは増すばかり。常にギリギリまで自分を追い込み、活性酸素のダメージを受けるアスリートの身体を少しでもケアするために、タフな抗酸化力を持つアサイーの力を借りたいと考えられたのです。

∴十分に栄養を摂ることが免疫力アップの秘訣

実際に、選手たちにアサイーを提供し、生活に取り入れてもらうと、一定以上の効果を得られています。

その中でも、記録に結びつく選手もいれば、結果が伴わない選手もいます。実際に管理栄養士がアスリートの身体を作るため食事の指導をしたり、実際のレシピを提案しても、最終的には個々の選手の取り組みしだいです。37兆個の細胞の1つずつを生み出すのは、選手自身の身体なのです。食事量が少ない、たんぱく質も十分に摂れていない、体型にも変化がないという選手の場合には、やはりアサイーを摂ったとしても、記録に結びついたり、検査数値が変わったりするほどの効果は期待できないかもしれません。

逆にいえば、**食事の大切さに気がついて、真剣にそこに向き合うことができれば、そのタイミングで、大きく記録を伸ばせる可能性があるわけです。**

こうしたことは、アスリートだけではなく、一般の人にも重要なことです。最近では、新たな感染症が猛威をふるい、治療薬もワクチンもない状況になると、衛生習慣はもとより自分自身の免疫力を高めることが求められます。

免疫力とは、簡単にいえば、ウイルスや細菌といった病原体から身体を守る力のこと。病原体から身体を守る免疫の機能を、しっかりと働かせることのできる身体を作ることにほかなりません。こうした場合には、免疫力を高める作用のあるビタミンやミネラルといった栄養成分が注目されますし、免疫の要所でもある腸内環境を整える食材の摂取が薦められることになります。

しかし、免疫力を上げるためには、あらゆる栄養が必要ですから、なにか特定のものを食べればいいということではありません。しっかりと食事をして、過不足なく栄養を摂ることが肝心です。

その上で、パワフルな栄養成分を蓄えたアサイーを摂るのは、免疫力アップにもプラスになるでしょう。その根拠となるのが、**アサイーの造血作用**。つまり、アサイーを摂ることが、貧血予防につながる可能性があるということなのです。

貧血とは、体内の細胞に酸素を運搬する働きのある赤血球が不足して、細胞が酸素不足になった状態です。疲れやすくなりますし、体力も低下します。心臓が酸素を取り込もうとするために、息が切れたり動悸がしたりすることもあります。**貧血は免疫という視点からも、かなりのSOS状態です！**

∴ 造血ホルモンの作用が見つかった！

石川先生はアサイーがブームになる以前からアスリートにアサイーの摂取を薦めて

こられ、その中で目立っていたのが、**「赤血球やヘモグロビンの数値が上がった」「以前より持久力がついた」**という声でした。

確かに、アサイーには鉄分の含有量が多いですが、血液の質を変えるほどの作用があるのかは半信半疑でした。その一方で、アサイーという研究分野ではまだ新しい果実の背景を考えたら、特定されている栄養成分以外に、なんらかの働きをする未知の成分、まだ知られていない作用があるとしても不思議はありません。

そこでアサイーの機能性の研究をしようとなった時にテーマとなったのが「なぜアサイーを摂取すると貧血が改善されるのか」ということでした。千葉大学の清水孝彦准教授（当時）と「アサイーには造血作用があるのではないか」と仮説を打ち立てて共同研究を開始し、論文を発表するまでに至ったのです（32ページ参照）。

これまでもアサイーの実力は鉄分の含有量レベルだけではないのではないかとする専門家の意見も少なくありませんでしたが、石川先生に研究結果をお知らせしたところ、アサイーを飲んでいるアスリートたちに起きたさまざまな現象が、この発見によって合点することができた、と仰っていました。

アサイーをどのように摂ると効果的なのか、どんなタイミングで摂るといいのかということは、まだまだ研究の段階です。選手たちは日常生活の中で適宜ドリンクとしてアサイーを飲まれることが多いですが、石川先生は凍ったままの冷凍ピューレを選手たちに提供することもあるそうです。「暑いときは、冷たいものを食べていることで満足感が得られますし、冷めたいドリンクを飲むより凍った状態のほうが少量の摂取ですみます」と仰っています。

また、冷たいものを取り込むことで、深部体温を下げるアイススラリー（シャーベット状の飲料）のような働きもあります。遠征の多いアスリートからは、フリーズドライになったアサイーパウダーを希望されることも多く、常温でどこにでも持ち運べる点が重宝されています。

天然のサプリメントとして活用できる！

アサイーの造血作用は、アスリートにとって持久力アップを期待させるものです。

持久力とは、有酸素運動能力のこと。

赤血球に含まれるヘモグロビンの酸素運搬能力が持久力アップのカギになります。

多くのアスリートが酸素の薄い高地でトレーニングをするのも、血液中の赤血球やヘモグロビンを増やして酸素を多く取り込める身体にするためです。

もちろん、アサイーには造血作用だけでなく、抗酸化力のあるポリフェノールをはじめ、良質な脂肪酸、ビタミンやミネラル、多種類のアミノ酸など、身体にとって欠かせない栄養素が多数含まれています。

アスリートの身体作り、パフォーマンスの向上を期待できるほどですから、一般の人にとっても天然のサプリメントとして大いに活用してもらうことができます。タフなアマゾンフルーツをおいしく活用して「食べる」という側面から、毎日の生活のレベルアップにお役立てください。

アサイーの造血機能性についての研究レポート

国立長寿医療研究センター
老化ストレス応答研究
プロジェクトチーム
プロジェクトリーダー
清水 孝彦

アサイーユーザーの声から研究をスタート

アサイーというアマゾンフルーツの機能性研究は、アサイーの輸入企業（株式会社フルッタフルッタ）と千葉大学大学院医学研究院（当時）の共同研究という形で２０１８年にスタートしました。そうした取り組みの中で、私たちは世界中の研究者が着手していない「アサイーの造血機能」をテーマにした研究実験を行いました。そして、それに関する成果が国際科学雑誌『Nutrients※』に掲載されました。

私たちの研究チームが、こうしたテーマに着手したきっかけは、「アサイーを飲んでいたら貧血の悩みが軽くなった」というユーザーからの声が数多く届けられていたことです。

アサイーは鉄分を多く含む果実ではありますが、植物に含まれる非ヘム鉄ですから、身体への吸収率が低いという弱点があります。それにもかかわらず多くの人から貧血改善の声があることを考えると、鉄分以外にも造血に働きかける作用があるのではないかと推測したのです。

そうなると、最初に考えられるのはエリスロポエチン（EPO）という造血ホルモンの存在でした。血液中の赤血球は、肺で酸素と結合して身体の隅々の細胞に酸素を届けると、再び肺に戻ってきます。こうした仕組みを保つのは我々が生きていく上でとても大事で、体内の酸素や赤血球の減少を感知する必要がありま

註※*Nutrients 2020, 12, 533; doi:10.3390/nu12020533*

す。それが腎臓の役割の一つです。危機を感知した腎臓が発する造血指令に反応して、分泌されるのがエリスロポエチンです。**エリスロポエチンは、赤血球の製造所である骨髄に移動して赤血球を産生するように働きかけます。**

3段階の実験で造血作用にアプローチする

造血に関するエリスロポエチンの作られ方や働きの仕組みは、これまでに多くの研究によって明らかになっています。ですから、エリスロポエチンそのものを貧血の薬として使うエリスロポエチン製剤や、腎臓の障害でエリスロポエチンを合成しにくい「腎性貧血」の治療薬としてエリスロポエチンの分解を防ぐ新しい製剤も作られています。

その一方で、安心・安全な天然の果実であるアサイーに、エリスロポエチン製剤と同様の作用を確認することは、学術的にも大きな価値があります。

A:アサイーを4日間摂取したあとの変化

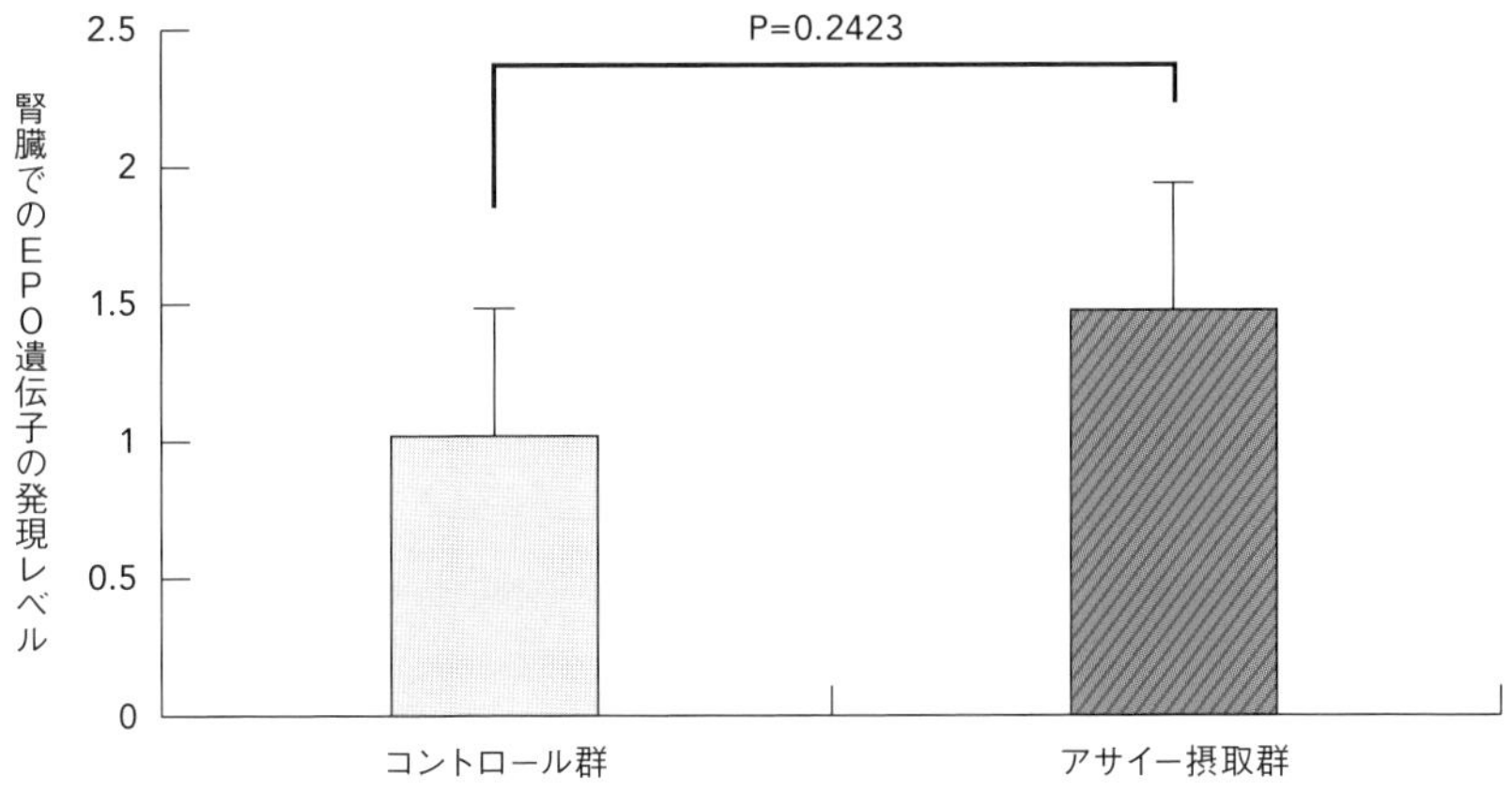

そこで、**「アサイーにはエリスロポエチンを増やす作用がある」という仮説**を立証するために、次のような手順で実験を行いました。

最初に行ったのは、「貧血ではない正常なマウスに、アサイーのピューレを4日間与えて、5日目に血液を分析する」という実験です。

これによって、赤血球量（RBC）、ヘモグロビン値（HGB）、ヘマトクリット値（HCT・血液中の赤血球の割合）の増加が確認されました。一方で、白血球量（WBC）や血小板量（PLT）、網状赤血球数（RET・赤血球の前駆細胞）などは増加が見られませんでした。

この結果からは、**アサイーを摂取すると赤血球を作る作用が高まり、赤血球が増えたこと**が考えられます。ほかの可能性としては、網状赤血球数に増加がないことから赤血球が分解される段階を抑制して、全体の赤血球やヘモグロビンを増やすのかもしれません。いずれにしても、興味深い結果を得ることができました。

また、このマウスの腎臓を調べると、4日間のアサイーの摂取によって**遺伝子レベルでエリスロポエチン遺伝子の発現が増える傾向にあることがわかりました**（グラフA）。そこで私たちは、赤血球が増える作用が高まる可能性を考えて、次の実験に取り組みました。

次は、「貧血ではない正常なマウスに、アサイーのピューレを与えて2時間後に血液中のエリスロポエチンの量を測定する」という実験です。

人間の身体は酸素がなくなると、すぐにそれを感知して赤血球を作る命令を伝えないといけません。ですから、エリスロポエチンは非常に早く応答する必要の

B:アサイーを摂取したあと2時間後の変化

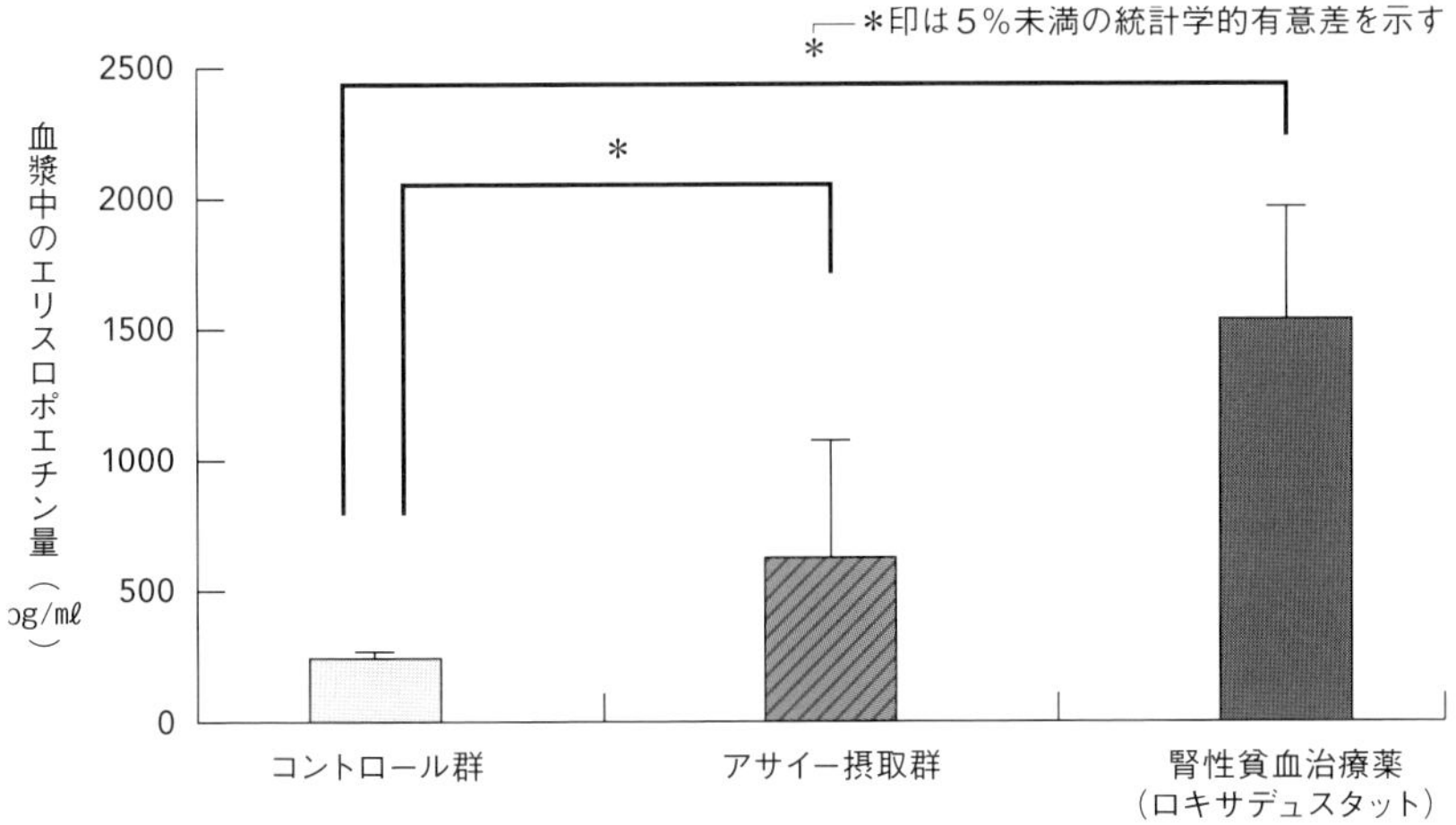

C:アサイーを摂取したあと2時間後の変化

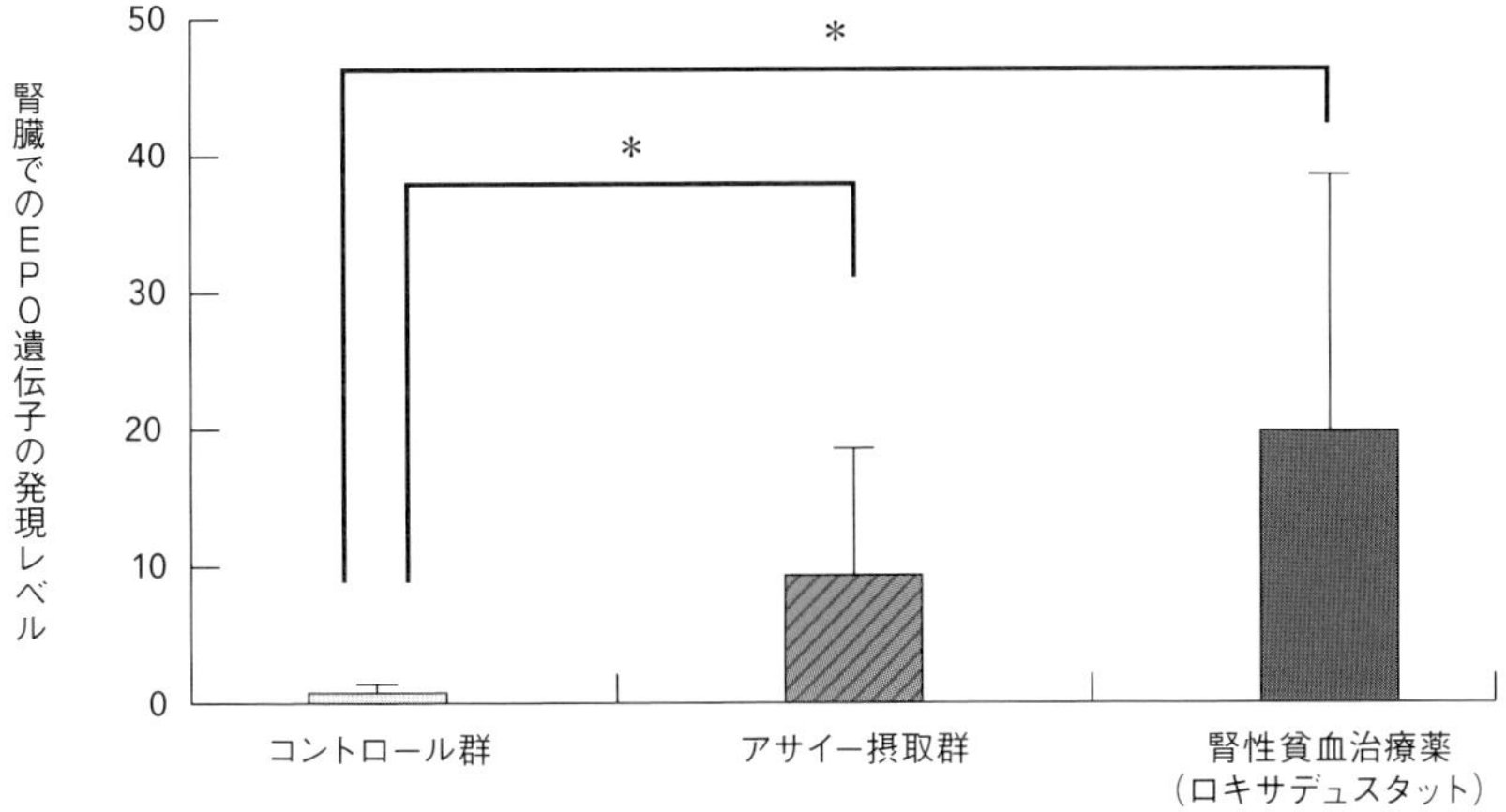

D：アサイーを摂取したあと腎臓の酸素状態を調べた変化

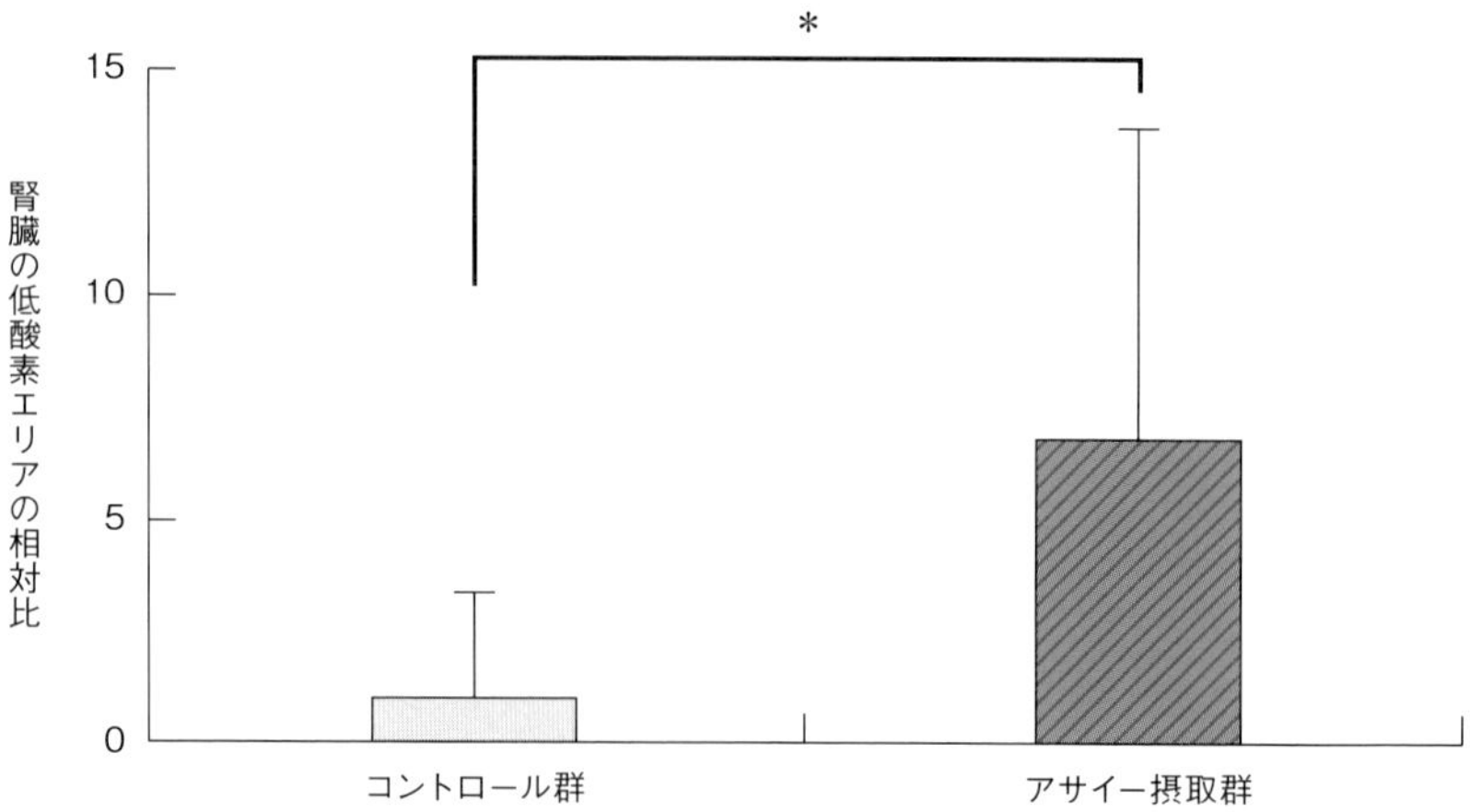

あるホルモンなのです。

実際に腎性貧血の治療に使われている薬（ロキサデュスタット）についての研究論文を調べると、薬を投与した数時間後に血液中のエリスロポエチンが増えることを報告しているので、今回の私たちの実験もこの手順で進めました。

その結果、血液中のエリスロポエチン遺伝子の発現には有意な増加があり（グラフB）、マウスの腎臓からも遺伝子レベルでのエリスロポエチンの発現増加が認められました（グラフC）。

この実験では、ロキサデュスタットという薬とアサイーの比較についても併せて調べています。両者を比較すると、アサイーは薬と同じ動きで、薬の半分ほどのレベルで血液中のエリスロポエチンを上昇させているのがわかります。

薬と似た作用がありながら、薬ほどには効果が強くないという結果は、アサイーが食べ物であることを考えるとかなり重要なポイントです。薬のような強い作用ではなく、副作用の出にくいレベルで造血をしてくれる可能性があります。

最後は、「マウスの腎臓で、酸素が減っているか」を調べてみました。低酸素状態になる部位を発色できる試薬を使った実験ですが、これによってもアサイーが腎臓の低酸素状態を誘発していることが確認できました（グラフD）。こうした結果は、腎臓の低酸素反応によって、腎臓でエリスロポエチン産生が起こることを示しています。

高地トレーニングと同じ効果を期待できる?!

そもそも、腎臓は酸素が足りなくなったという状態を、どのように感知するのかを不思議に思いませんか。それには、**ＨＩＦ転写因子**が関係しています。ＨＩＦ（Hypoxia-Inducible Factor）とは、低酸素誘導性因子のことで、酸素がある場合には分解されてしまうのですが、酸素が少なくなると分解されずに活動が高まります。

この働きを活用したのが、新しい腎性貧血の治療薬です。これまでの貧血の治療法は、鉄剤やエリスロポエチンそのものを注射しますが、新しい薬は、実際には酸素があるけれども酸素がないような状態を薬で作り、ＨＩＦが分解しないようにしてエリスロポエチンを増やすという機序です。

アサイーを摂取した場合には何が起こるのでしょうか？　今回の実験によって、アサイーを摂取すると、血液中と遺伝子レベルの両方でエリスロポエチンが増加していること、腎臓の酸素が減っていることの2点については確認できました。

ここから推測できるのは、アサイーを摂取すると「一時的に腎臓が低酸素になる状態が起こるためにＨＩＦが分解されずに働き、エリスロポエチンが増える」という仕組みです。

さらに、なぜ一時的に腎臓が低酸素になるのかについての仮説は、アサイーを摂取してからの2時間の間に、「**腎臓の細胞のミトコンドリアが活発に酸素を使って、腎臓の中の酸素を消費しているのではないか**」などが考えられます。ただ、腎臓が低酸素になっているからといって、身体全体も低酸素になっているのかということはわかりませんから、仮説の検証も含め、今後のさらなる研究が必要だと考えています。

エリスロポエチンについては、持久力を求めるアスリートには、関心の高いホルモンでしょう。アスリートが酸素の少ない高地でトレーニングをするのは、身体全体を酸素不足にすることで腎臓のエリスロポエチンの分泌を促すためにほかなりません。アサイーを摂取することで高地トレーニングと同じ効果を得られる可能性はありますから、アスリートにとってはかなり魅力的な素材だと思います。

天然の鉄剤であり、栄養補給剤でもある

さらに、アサイーには、多くの鉄分が含まれていることも見過ごせません。植物に含まれる非ヘム鉄の吸収が悪いといわれるのは、人の体内に入ったときにヘモグロビンが持つ動物性のヘム鉄に変えなければ活用できないからです。非ヘム鉄をヘム鉄に変換する手間が加わるので、吸収されにくいといわれています。しかし、実際に、山梨学院大学の陸上部の選手たちの血液検査の結果をみると、アサイーを摂ることで、ほぼ全員に鉄分に関する数値が増えています。アサイーに含まれているのは、確かに非ヘム鉄ですが、それを日常的に摂取していれば体内の鉄分が増えるということでしょう。その点からも、アサイーは天然の鉄分補助

食品と考えていいかもしれません。

臨床的な貧血治療では、エリスロポエチンを増やす薬と鉄剤の併用もありますから、アサイーを摂っていれば、どちらの作用も同時に得られることが期待できます。

さらに、アサイーにはアントシアニンを中心としたポリフェノール、良質な脂質、カルシウムなどのミネラルやビタミンも豊富ですから、貧血改善だけに限らず、栄養素補給の食材としても大変優れていると考えられます。

私は老化の研究が専門分野なので、低栄養になりがちな高齢者の栄養素補助としてもアサイーに期待をしています。食べる量が減る、食べても栄養が身につかない、筋肉量が減るなど、低栄養は、とりわけ高齢者の健康維持にとっては深刻な問題です。ですから、少量でもバランスよく栄養素が摂れるアサイーには、介護食の一品としての可能性も感じずにはいられません。

今回のアサイーの造血作用についての研究実験は、まだ最初の1ページです。今後は、こうした作用がアサイー固有のものなのか、どの成分の作用によるものか、どんなメカニズムで働いているかを特定することが必要になるでしょう。

マウス実験についても、健康なマウスではなく貧血のマウスを使って行うことができれば、エリスロポエチンによる造血作用や鉄分の補充によって、貧血の改善を示せるような顕著な効果が得られるかもしれません。

また、アサイーはブラジルのアマゾン由来の食べ物ですから、食経験の違いから日本人との相性、一日の摂取量も含めた研究も求められるところです。

いずれにせよ、貧血の改善や栄養素補給を実現する意味でも、かなりのポテンシャルを持つ果実であることを実感しています。

第２章

スポーツ貧血・隠れ貧血を知り、予防・改善する

∴ 貧血はアスリートにも身近な問題だった！

この章では、貧血というテーマについて考えていきましょう。貧血というと、女性特有の症状と思われがちですが、実は、成長期の子どもたちや、高齢者も含めたさまざまな世代の人たちにも関わる大きな問題です。そしてハードなスポーツをするアスリートにとっても、運動をすることから生じる貧血症状があり、それがパフォーマンスを大きく左右します。

アスリートの中には、性別や年齢に関わりなく貧血に悩まされている人が少なくありません。男子選手でも、急に身長が伸びたり、筋肉量が増えたりする時期には、それに見合った食事環境が整っていないと、赤血球やヘモグロビンの不足や血液が育ちきらないことによって貧血になってしまいます。

いち早くアスリートの貧血に注目していたスポーツ栄養アドバイザーの石川三知先生は、次のようなエピソードがあったことを話してくださいました。

貧血はこういう形でパフォーマンスに現れる！

石川三知

私が指導をしている選手には、性別や年齢に関わりなく貧血に悩まされている人が少なくありません。男子選手でも、急に身長が伸びたり、筋肉量が増えたりする時期には、それに見合った食事環境が整っていないと、赤血球やヘモグロビンの不足や血液が育ちきらないことによって貧血になってしまいます。

食事の面からアスリートのサポートをする私が、選手のコンディションを知るバロメーターとして血液に注目するようになったのは、一人の中央大学水泳部の競泳選手に起きたある異変がきっかけでした。大学に入学した当初は、身体も細くて筋肉量も少ないといった印象の選手でしたが、トレーニングを重ねて身体も大きくなり、本人も周囲も「さぁ、いくぞ」というときに、彼に異変が起こったのです。

「どうも調子が上がらない……」。

速いスピードで短めの距離を1回泳ぐことはできますし、長くゆっくり泳ぐことも問題ないのですが、連続で泳ぎ続けられるギリギリのスピードを設定した練習プログラムになると、パッタリできなくなりました。

練習プログラムによって脈拍をチェックすることがよくあります。また、プログラムによっては、泳いだあとに10秒程度間をあけて、数回計り、脈拍数の減り方をチェックします。

しかし、彼の場合にはなかなか脈拍が落ちません。その時に、私はハッと気づきました。「赤血球の足りない貧血は、こういう形で現れる」と。

彼のケースのように、泳いだあとに高くなった脈拍がなかなか落ちない理由は、心臓が血液を送り出すためにフル稼働しているからです。心臓の拍動によって送り出された血液は、体中を巡り、各組織に酸素と栄養を届けています。特に、酸素の運搬は赤血球が担っていますから、赤血球が少なくなると一回の拍動では十分な酸素を届けることができません。そのために、心臓はフル稼働して血液を送り出す必要があります。ですから、なかなか彼の脈拍は落ちなかったのです。

そこで、彼の入学当時と現在の血液検査のデータを比較したところ、総たんぱく質と総赤血球数が減少していました。これは、骨や筋肉の発達に見合ったたんぱく質摂取ができていなかったということです。赤血球を構成している成分は、鉄分とたんぱく質ですから、骨や筋肉の成長によってこれらの材料が優先的に使われてしまうと、どうしても赤血球は減ってしまいます。

赤血球が少ない状態でも、速いスピードで1本泳ぐことはできますし、ゆっくりと長い距離を泳ぐこともできます。ところが、酸素をどんどん循環させて高いレベルで泳がなくてはならないプログラムになると、酸素不足の身体が追いついていかないのです。

こうした経験をしたあとに私は、個々の選手の血液の中身をくわしく見るようになりました。

選手たちの血液を調べていくと、そこからはさまざまな課題がみえてきます。「野菜嫌いの選手は、総たんぱく質量は高くてもヘモグロビン値が上がらない」とか「総たんぱく質も血清鉄もあるのにヘモグロビンが少ないのは、なにが不足しているのだろう」というように。

私が、こうしたアスリートの貧血に気づいた当時は、貧血は女性特有の症状と見なされており、男子の貧血に注目している人は誰もいませんでした。

でも、成長期の骨や筋肉量の発達には多くのたんぱく質が要求されますし、運動によるビタミンやミネラル類の消耗もあります。赤血球の材料を揃えるためには、食事内容がとても大事になってくるわけです。

その頃、アサイーが持つ強い抗酸化力に期待を持ち、日々の食生活にアサイーを取り入れることを選手に薦めてくれた指導者がいました。そもそもは、アサイーの強力な抗酸化力に期待しての導入だったのですが、しばらくすると、アサイーを摂ってもらった選手たちから、「赤血球やヘモグロビンの数値が改善した」「持久力が上がって記録に結びついた」という報告が相次いだのです。

それを裏付けるように、今回の千葉大学の研究実験によって、アサイーには造血ホルモンのエリスロポエチンを介しての造血作用があることもわかってきました。

∴血液の細胞成分の大半は赤血球

前述の石川先生の体験談にある通り、スポーツ栄養の世界でも、血液は重要なテーマの一つです。血液の状態を管理していくことは、アスリートに限らず誰にとっても必要なことですから、まずは血液について説明していきましょう。

血液の成分や働きはもとより、貧血になるとどんな症状が現れるのか、アサイーが貧血改善に結びつく可能性についても、なるべくわかりやすくお伝えしていきます。

さて、これまでにも説明したように、血液の役割は、身体の中を循環して細胞に栄養や酸素を運ぶことです。同時に熱も運びますから体温の維持も重要な役目です。これによって、さまざまな臓器や組織が滋養されて活動ができます。

血液は液体成分（血漿《けっしょう》）と細胞成分の血球で構成され、血球には、赤血球、白血球、血小板があります。赤血球は酸素の運搬、白血球は細菌やウイルスから生体を防御する免疫、血小板は止血の役目を担っています。

造血の仕組み

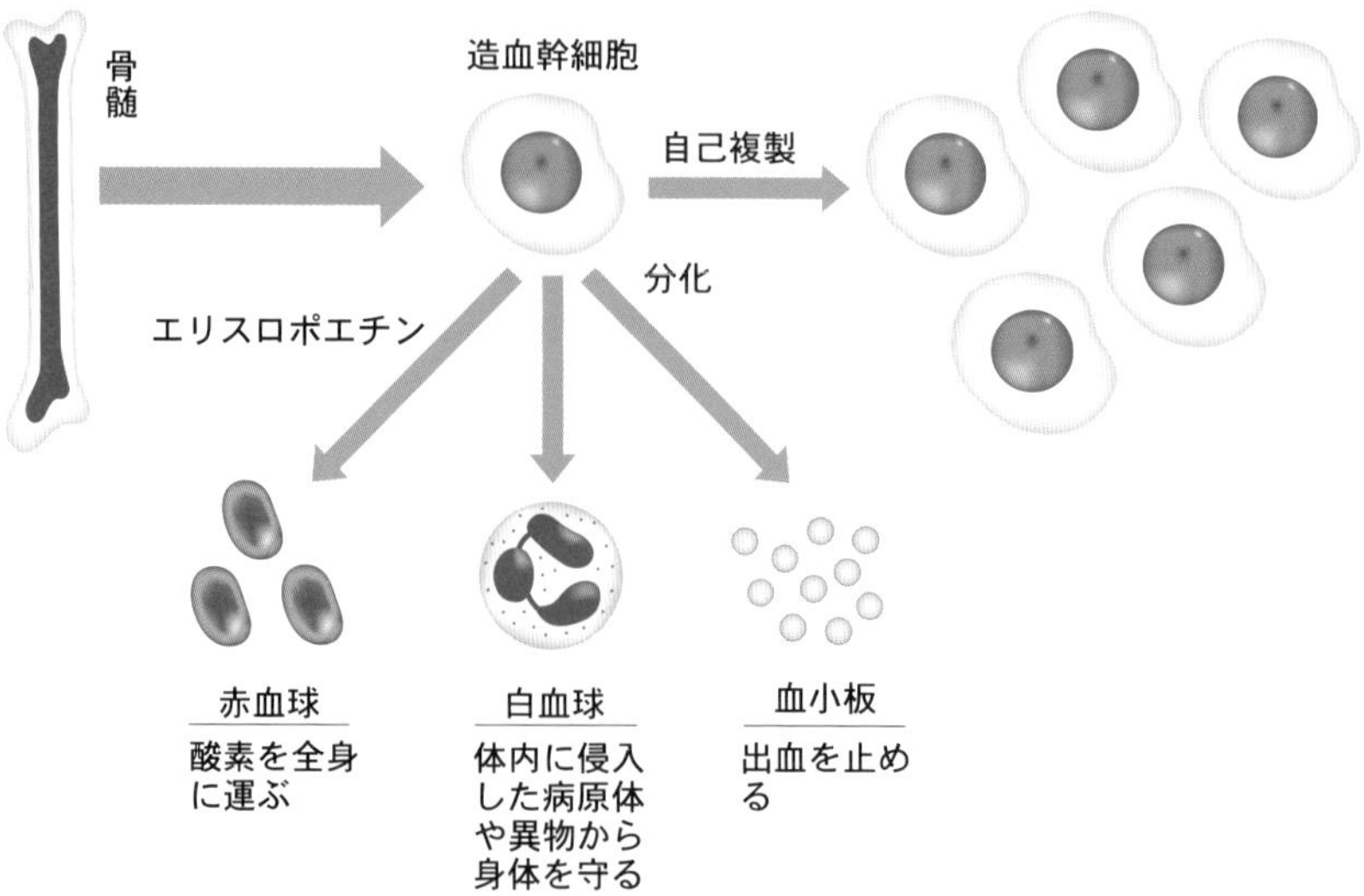

これらの3種類の血球は、骨髄にある1種類の造血幹細胞から作られます。造血幹細胞が細胞分裂を繰り返して、赤血球、白血球、血小板へと成長していく過程を「造血」といい、作用するホルモンによって血球の種類が分かれます。ちなみに、**赤血球の産生に作用するホルモンがエリスロポエチン（EPO）**です。

赤血球は、中央がへこんだ円盤状をしており、その直径は7～8μm。造血幹細胞から分化する過程で核を失ってしまうため、自分では分裂することはできません。およそ120日の寿命を終えると、脾臓や肝臓で処理されます。毎日、赤血球全体の約0・8％の赤血球が壊されて、約2000億個の赤血球が産生されています。

血液の細胞成分である血球中の約96％は赤血球ですから、血液の比重を測るとおおよその赤血球の量を知ることができます。

1つのヘモグロビンが4つの酸素と結合する

赤血球は、核の代わりにヘモグロビンという鉄分を含むたんぱく質を抱えることになります。そのヘモグロビンの量は、赤血球の重量の約90％（乾燥重量）。

ヘモグロビンは、「ヘム」という赤い色素と「グロビン」というたんぱく質の化合物です。ヘモグロビン1分子には4つのヘムがあり、ヘムに含まれている鉄分が酸素と結合します。1つのヘモグロビンは4つの酸素と結合できるので、1つの赤血球に2億5000万個のヘモグロビンがあれば、10億個の酸素が獲得できるわけです。

こう考えると、赤血球は酸素と結合したヘモグロビンを運ぶトラックのようなもの。

赤血球のしくみ

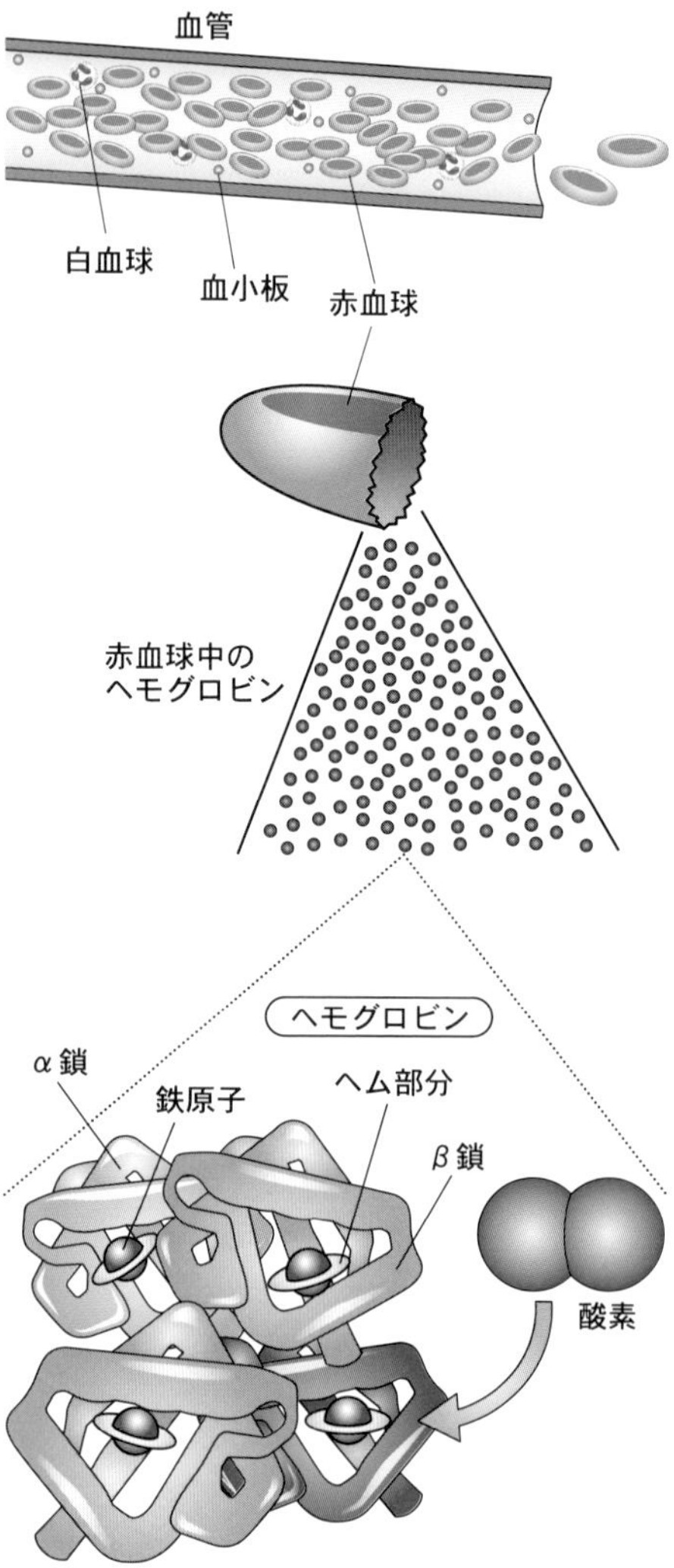

積載できるヘモグロビンの量によって、軽トラックなのか2トン車なのかといった酸素運搬能力が決まります。

前述の競泳選手のように、積載できるヘモグロビン量が少ない場合でも、トラックそのものの台数が少ない場合でも、酸素の供給は不足しますから、手持ちのトラックをフル稼働させるために心拍数や脈拍が上がってしまうわけです。

ちなみに、寿命を終えた赤血球が脾臓や肝臓で分解される際には、鉄はリサイクルされて、ほとんどが骨髄でヘモグロビンの合成に使われたりする仕組みになっています。

高地トレーニングで持久力が高まる理由は?!

ヘモグロビンと酸素の関係がわかったところで、アスリートには関心の高い持久力についても考えてみましょう。

持久力とは、「長時間にわたって身体を動かし続けることのできる能力」のこと。運動生理学的には、「1分間に体内に取り込まれる酸素の最大量」と定義される「**最大酸素摂取量**」という指標で評価をします。アスリートが長時間の運動をするときに、**あともう少しだけ頑張ることのできる酸素量**というところでしょう。

こうした能力を手に入れるために、多くのアスリートが行うのが高地トレーニングです。高地では気圧が低く、酸素濃度も薄いので、肺から身体に取り込める酸素は少なくなります。

低酸素の状況を腎臓が感知すると、造血ホルモンであるエリスロポエチンが分泌されて、造血を促すように作用します。すると、高地トレーニングをはじめてから2週間ほどで、赤血球やヘモグロビンの量が増えはじめます。

高地トレーニングによって、ヘモグロビン濃度は最大で10％ほどアップするといいますが、再び平地に戻るとヘモグロビン量は元の状態に戻ってしまいます。それでも、高地で獲得した持久力はそのまま維持されることが多いようです。

近年では、こうした高地トレーニングと同様の効果を得るために、低酸素室も作られるようになり、アスリートの持久力アップに貢献しています。

今回の千葉大学の研究では、アサイーを摂取したマウスにも、腎臓で低酸素状態が起こり、赤血球数やヘモグロビン値が上昇。エリスロポエチンの発現も確認できましたから、持久力を求めるアスリートにとってはうれしいニュースといえるでしょう。

ただし、**低酸素の状態では鉄分の代謝が3倍にもなりますから、鉄分が不足している状態では、ヘモグロビンも思うように増えてはくれません。**

∴ 体内の鉄分の70%はヘモグロビンに含まれている

では、造血に欠かせない鉄分の働きについても考えてみます。私たちの身体には、3～5gの鉄分が含まれており、ヘモグロビンの成分として酸素を身体の各組織に運んだり、筋肉中に存在してヘモグロビンから酸素を受け取ったりと、微量ながらもかなり重要な役目をしています。

体内の鉄分の分布は、**約70%が赤血球のヘモグロビンに含まれる「機能鉄」**。ヘモグロビンは赤血球が分化・成熟する過程で合成されますが、この際に材料の鉄分が不足すると、赤血球が小さくなったり、ヘモグロビン量が減ったりすることになります。

そして、**約25%は、骨髄、肝臓、脾臓などに「貯蔵鉄」**として蓄えられます。貯蔵鉄は、**フェリチンというたんぱく質**に包まれており、血液中の鉄分量をコントロール

人体の鉄分布

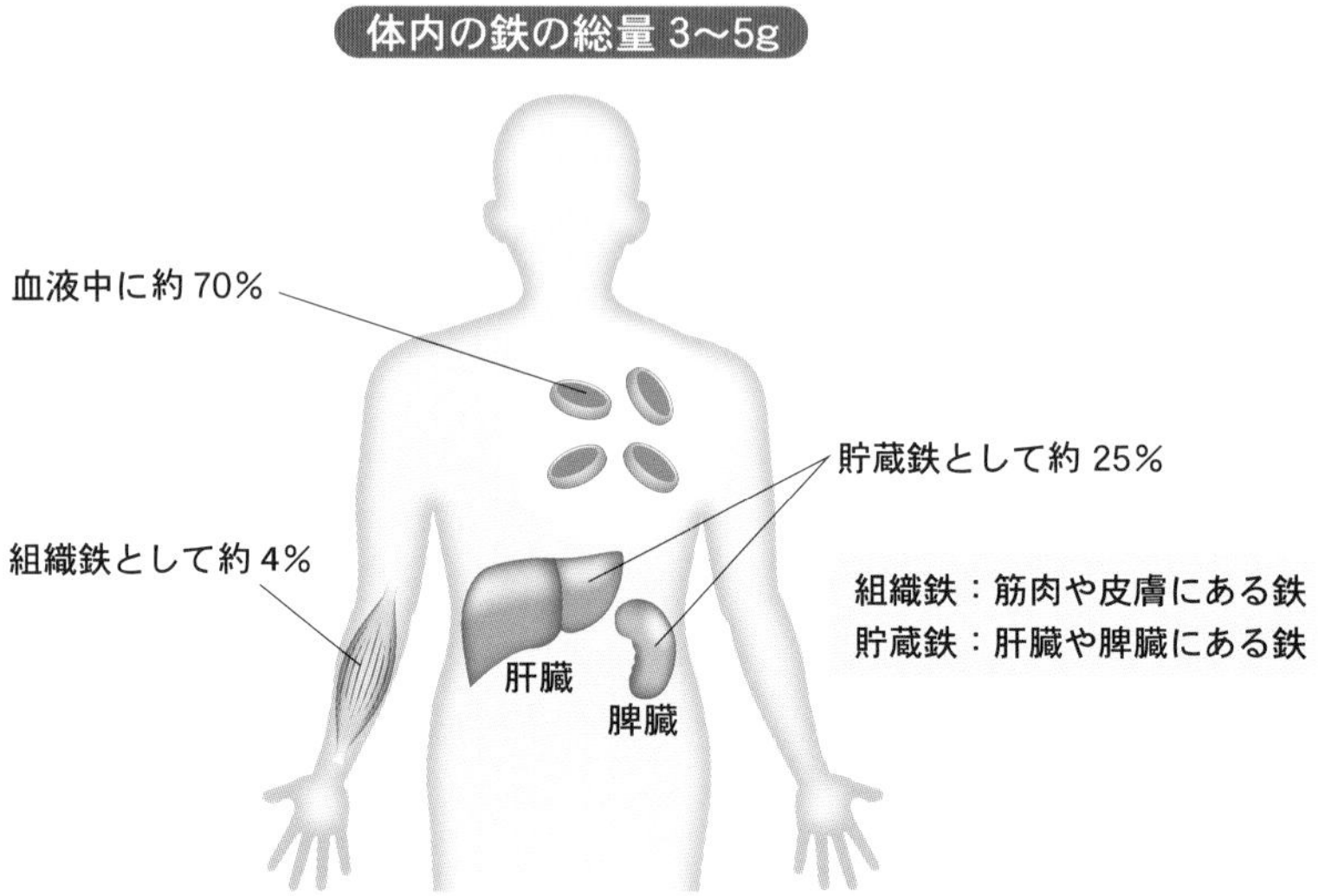

する仕事をします。

さらに、約4%は、**「組織鉄」として筋肉や皮膚に蓄えられます。**筋肉中にはミオグロビンという鉄分の貯蔵を専門とするたんぱく質に結合して存在します。ミオグロビンは、ヘモグロビンから受け取った酸素を筋肉に蓄えます。筋肉は、この酸素を使って活動するエネルギーを生み出すわけです。

残りの鉄分はわずかですが、約0.1%が血清鉄、血清フェリチンとして血液中に含まれています。ほかにも、腸から吸収された食べ物から摂取した鉄分や、壊れた赤血球から放出された鉄分なども血液中に存在しています。

体内に分布する鉄分は、3種類ある

私たちの身体にある鉄分には、酸素の運搬をしたり、エネルギーを生み出したりする機能鉄、鉄不足の状態に備えてストックしておく貯蔵鉄が主ですが、それ以外に少量ですが、血液中に含まれる血清鉄も重要な働きをしています。

血液中の鉄は、トランスフェリンという鉄を運ぶためのたんぱく質と結合しており、これを血清鉄（輸送鉄）といいます。いわば鉄の運び屋です。

たとえば、鉄が必要になった場合、指令が出てトランスフェリンが貯蔵場所まで迎えに行きます。血清とは、血液の液体成分である血漿から、凝固成分（フィブリノゲン）を除いたものです。血清鉄は、骨髄に運ばれてヘモグロビンの材料になります。

そして、貯蔵鉄と輸送鉄の関係も重要なポイントです。つまり、フェリチンと血清鉄の関係ですが、血清鉄の量を一定に保つのはフェリチンの役目。血清鉄が少なくなると、フェリチンはトランスフェリンに鉄分を提供し、逆に多くなるとトランスフェリンから鉄分を受け取ることで、血清鉄の量を一定に保っています。

3つの鉄のはたらきと貧血の関係

〔3つの鉄のはたらき〕

機能鉄:ヘモグロビンとして存在

貯蔵鉄:フェリチンとして存在

輸送鉄:トランスフェリンと結合して運搬

〔貧血の指標〕

◯ヘモグロビン・赤血球数

貧血かどうかを示す値。貧血の原因は鉄欠乏とは限らない。

◯フェリチン

貯蔵鉄の量を反映する値。

◯血清鉄

鉄の運搬量を反映する値。貯蔵鉄量がとても少ないときに低下することがあるが、ある程度貯蔵鉄があれば、低下しない。赤血球が壊れると一時的に増加し、炎症があると低下する。

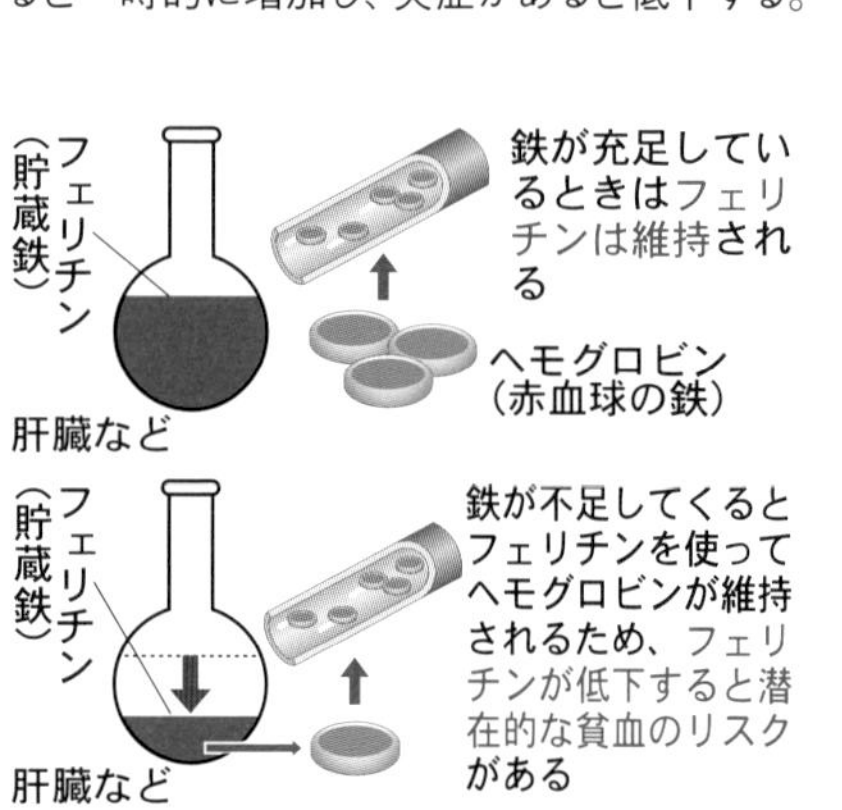

フェリチン（貯蔵鉄）
肝臓など
鉄が充足しているときはフェリチンは維持される
ヘモグロビン（赤血球の鉄）
フェリチン（貯蔵鉄）
肝臓など
鉄が不足してくるとフェリチンを使ってヘモグロビンが維持されるため、フェリチンが低下すると潜在的な貧血のリスクがある

また、貯蔵鉄以外に血清中にもフェリチンが存在します。血清フェリチンは、体内の組織に含まれているフェリチンが血液中に流れ出したもので、ごく少量ですが、貯蔵鉄が十分に存在しているかを知る指標になります。

つまり、貯蔵鉄としてのフェリチンの量は、血清フェリチンの量に比例するので、血液検査で血清フェリチンの量がわかれば、貯蔵鉄の量にも反映されるというわけです。ちなみに、血清フェリチン1ng／dℓは、貯蔵鉄8mgに相当します。

貧血の症状は、全身に現れる！

次は貧血の症状について見ていきましょう。

貧血とは、医学的にいえば「血液中の赤血球の数や割合、ヘモグロビンの濃度が基準値以下になっている状態」。簡単にいえば、**貧血とは「ヘモグロビン濃度の低下により酸素が十分に組織へ運ばれず酸欠になって機能が低下すること」**です。つまり、血液を作る材料が不足して、赤血球数が足りなくなったり、ヘモグロビンが十分に作ら

こんな症状は貧血のサイン！

1つでも当てはまったら貧血を疑いましょう。

- ☐ だるい
- ☐ めまい、たちくらみ
- ☐ 疲れがとれない
- ☐ 食べ物が飲み込みにくい
- ☐ 食欲がない
- ☐ 爪がスプーン状に反る
- ☐ 頭痛、耳鳴り
- ☐ 顔色がよくない
- ☐ 下まぶたの裏側が白っぽい
- ☐ 動悸、息切れ
- ☐ 手足が冷える
- ☐ 練習についていけない

れなかったり。成熟した赤血球が作られても、壊れてしまう量のほうが多ければ、やはり赤血球不足が生じて貧血になります。

貧血になると、上記のような症状が見られます。

めまい、頭痛、耳鳴り、ふらつきなどは脳の酸欠のサイン。筋肉に酸素が不足すれば、疲労感やだるさが生じます。そこで、身体が酸素を取り込もうとして、心臓がフル稼働するために息切れや動悸が生じます。

極めて特異な貧血の症状として、舌が赤く平らになってヒリヒリと痛む「赤色《せきしょく》平滑舌《へいかつぜつ》」、氷や土などを無性に食べたくなる「異食症《いしょくしょう》」などが知られています。

∴原因から貧血の種類を分類してみる

貧血の原因には、「赤血球の産生が少ない」「赤血球の破壊が激しい」「ほかの病気が関係している」といったことが考えられます。こうした側面から、貧血を分類してみましょう。

赤血球の産生が少なくなる原因には、「赤血球やヘモグロビンを作る材料の不足」や「血液が作られる過程での異常」などがあります。

ほかにも、身体のどこかで出血が起きていれば、それが直接に貧血の原因になります。大きな出血はもとより、少量ずつでも持続しているような場合も同じです。

貧血の原因はさまざま

〔赤血球を作る材料が不足する〕

◯鉄欠乏性貧血

体内の鉄分の不足によってヘモグロビンが減少し、酸素不足になることが原因。最も多く見られるタイプの貧血で、とりわけ30～40歳代女性の５人に１人が該当するといわれています。

◯巨赤《きよせき》芽《が》球《きゅう》性貧血

ビタミンB12や葉酸といったビタミンの不足によって、通常より大きな「巨赤芽球」という赤血球の母細胞が生まれ、成熟しないうちに死んでしまうことが原因。ビタミンB12や葉酸はDNAの合成に関わるため、これらの不足によってDNAの合成にエラーが生じて大きな赤血球が生まれてしまいます。

〔血液が作られる過程で異常が起こる〕

◯再生不良性貧血

骨髄の中にある造血幹細胞が障害を受けて、血球成分を作れないことが原因。血球の仲間である白血球の減少により免疫力の低下が生じたり、血小板が減少することで血液が固まりにくくなったりする症状も出現します。多くは原因が不明で、難病に指定されています。

〔赤血球の産生より破壊が多い〕

◯溶血性貧血

赤血球が破壊されて溶けてしまい、新しい赤血球の産生が追いつかないことで起こる貧血のこと。壊れた赤血球の成分が皮膚に沈着するために黄疸が生じたり、尿が濃くなったりするといった症状が現われます。生まれつき赤血球に異常がある先天性のタイプのほか、後天性のタイプには、自分の赤血球を異物として攻撃する自己免疫疾患などがあります。

〔ほかの病気が関係している〕

◯腎性貧血

二次性貧血、続発性貧血とも呼ばれ、代表的なものには腎性貧血があります。慢性腎不全などで腎臓から分泌される造血ホルモンのエリスロポエチンが生まれにくくなるため、骨髄で作られる赤血球が減ってしまいます。腎性貧血の治療には、エリスロポエチン製剤を使って赤血球の産生を促していきます。

妊婦や高齢者に特有の貧血もある

体内の鉄分の収支を考えてみると、食べ物から吸収される鉄分の量は大体1日1㎎です。男性はこれで鉄分の排泄量と見合っていますが、女性は排泄量が多いために鉄欠乏になりやすいのです。

女性の一日あたりの鉄分の推奨量※は、月経があるなら、18〜29歳で10・5㎎、月経なしで6・5㎎、妊娠初期や授乳期なら+2・5㎎、妊娠中期、後期なら+9・5㎎となっています（女性は年齢や状況により異なります）。

妊娠中の女性に起こる貧血については、その大半が鉄欠乏性貧血。原因として、妊娠による鉄需要の増加、分娩、授乳などによる血液や鉄分の喪失などが考えられるでしょう。また、産後うつも招くので注意が必要です。妊娠中は、胎児に鉄分を取られてしまうこともあり、妊婦の約4分の1に貧血がみられるという報告もあります。

さらに、空気のない子宮の中の羊水に浮かんでいる胎児は、自分では呼吸をすることができません。母体の子宮を流れている血液中の酸素を、胎盤やへその緒を通して

※厚生労働省　日本人の食事摂取基準2020版より

年齢による鉄必要性の変化

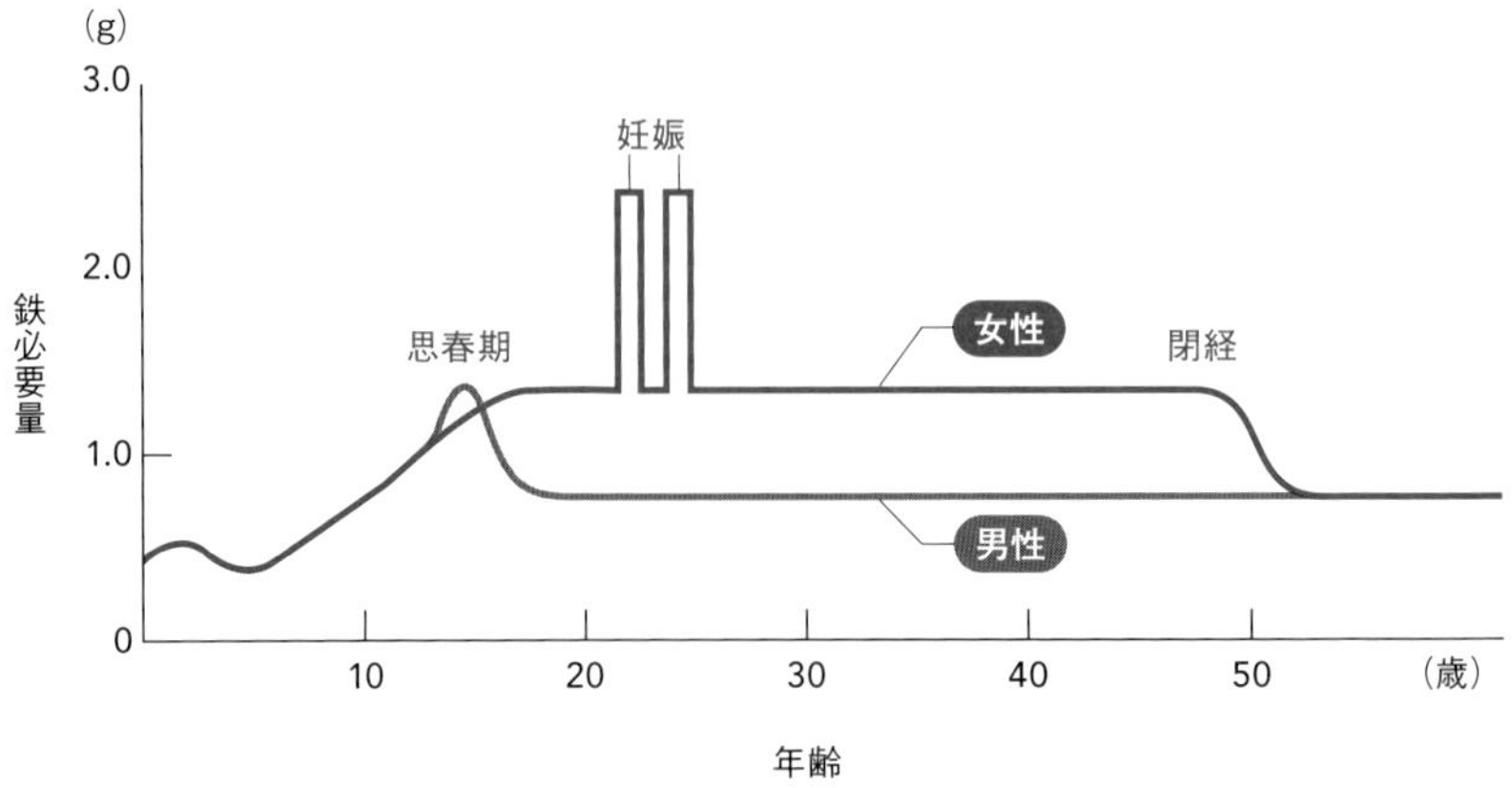

出典:Wintorbe, M. M. .,et.al Clinical Hematology 7th ed, Lea & Febiger, 1974.

吸収し、呼吸をしているわけですから、重度の妊婦貧血は、胎児にとっても酸素不足を招くことになります。

また、貧血について注意を向けたいのは高齢者も同様です。高齢者の場合にも鉄不足による貧血は起こりますが、摂取する鉄分の量が少ないというよりは、身体の状態や機能の低下により鉄分があっても十分に利用できないことのほうが大きいでしょう。

鉄分があってもうまく血液を作れない状態には、悪性腫瘍による貧血が最も多く、次いで感染症や関節リウマチなどを含む膠原病がありますｍ。また、赤血球を産生する骨髄の病

血液検査における貧血の診断目安

検査項目	基準値（単位）		説明
RBC（赤血球数）	男性	418万〜560万（/μℓ）（※1）	赤血球は血液の主な細胞成分で、酸素を肺から各組織に運ぶ働きを持っている。
	女性	384万〜504万（/μℓ）	
Hb（ヘモグロビン量）	男性	12.7〜17.0（g/dℓ）	血液の赤い色は赤血球に含まれるヘモグロビン（血色素）によるもので、赤血球の働きの中心となっている。
	女性	11.0〜14.8（g/dℓ）	
Ht（ヘマトクリット量）	男性	38.8〜50.0（%）	ヘマトクリット値は、一定の血液量に対する赤血球の割合（容積）をパーセントで表したもの。
	女性	34.6〜44.6（%）	

出典：日本赤十字社東京都赤十字血液センターHPより　（※1）μℓ＝1ℓ×10^{-6}

気によって貧血が起きることも少なくありません。

高齢者に多く発症する骨髄異形成症候群では、血液細胞を作る骨髄に異常が起きて貧血になりますし、骨髄で血液を産生することのできない再生不良性貧血もあります。

ほかにも、原因不明の貧血については、老人性貧血と診断されることが多く、こうした貧血の原因には、加齢による赤血球産生能の低下や赤血球を刺激するホルモンに対する感受性の低下などが指摘されています。

こうした貧血の症状は、気がつかないでいるうちにどんどん進行してしまいますから、まずは、血液検査による貧血チェックが肝心。健康診断などの一般的な血液検査では、赤血球数、ヘモグロビン量、ヘマトクリット値を確認できます。WHO（世界保健機関）のヘモグロビン値による国際的貧血判定基準は成人男性で13g／dℓ以下、成人女性で12g／dℓ以下、小児（6～14歳）では12g／dℓ以下とされています。

ヘマトクリット値とは、血液中に占める血球容積の割合を示す値のこと。血球の大半が赤血球ですから、赤血球数の変動はヘマトクリット値にそのまま反映されます。

国内では、貧血を判定する統一基準値はなく、医療機関によって多少異なります。ヘモグロビンの正常値は個人差があります。鉄欠乏の有無は、血清鉄、フェリチン、総鉄結合能など、他の検査値やパフォーマンスの状態から判断されます。

また、採血なしでヘモグロビン量を推定できる装置も開発されています。医療機器ではないので貧血の診断には使えませんが、個人の変化を見るのにはいいでしょう。

隠れ貧血はフェリチン不足が原因

検査では赤血球やヘモグロビンの数値が基準内であっても、体内では貧血が進行している場合もあり、その状態を「隠れ貧血」、正式には「潜在性鉄欠乏性貧血」といいます。

隠れ貧血は、鉄欠乏性貧血の前段階ですが、脳、心臓、筋肉といった多くの酸素を必要とする組織からは、すでにSOSのサインが出ている状態です。専門医によれば、**どんよりした鈍痛が特徴的な頭痛、身体がフワリと浮くような浮動性のめまい、肩こりや冷え、のどの詰まり感などの症状があるといわれます。**

では、隠れ貧血とはどんな血液の状態のことをいうのでしょう。

まず、体内でヘモグロビンの材料となる鉄分が減り出すと、ストックされていた貯蔵鉄であるフェリチンが使われていきます。表面的には、赤血球やヘモグロビンの数値には変化はありませんが、フェリチン値を検査すると減っているのがわかります。

これこそが、潜在性鉄欠乏性貧血。隠れ貧血という状態です。

そして、貯蔵鉄がなくなると、次には血清鉄が減りはじめ、それでも鉄不足の状態が続くと、いよいよヘモグロビンの合成に使える鉄分がなくなりますから、通常の血液検査でも赤血球やヘモグロビンの減少が数値として表れます。

こうした関係を理解するのに、**フェリチンは銀行預金、ヘモグロビンは財布のお金**にたとえられます。銀行預金に余裕があれば、そこから引き出してまかなえますが、預金残高がゼロになれば、さぁ大変。

フェリチン値については、内科での血液検査の際に、フェリチンの数値も調べたいことを伝えれば、検査項目に加えてもらえるでしょう。

スポーツ貧血も、フェリチン不足！

実は、隠れ貧血の指標となる血清、フェリチンの数値は、スポーツ貧血にも大きな関係があります。

体内の鉄欠乏の変化

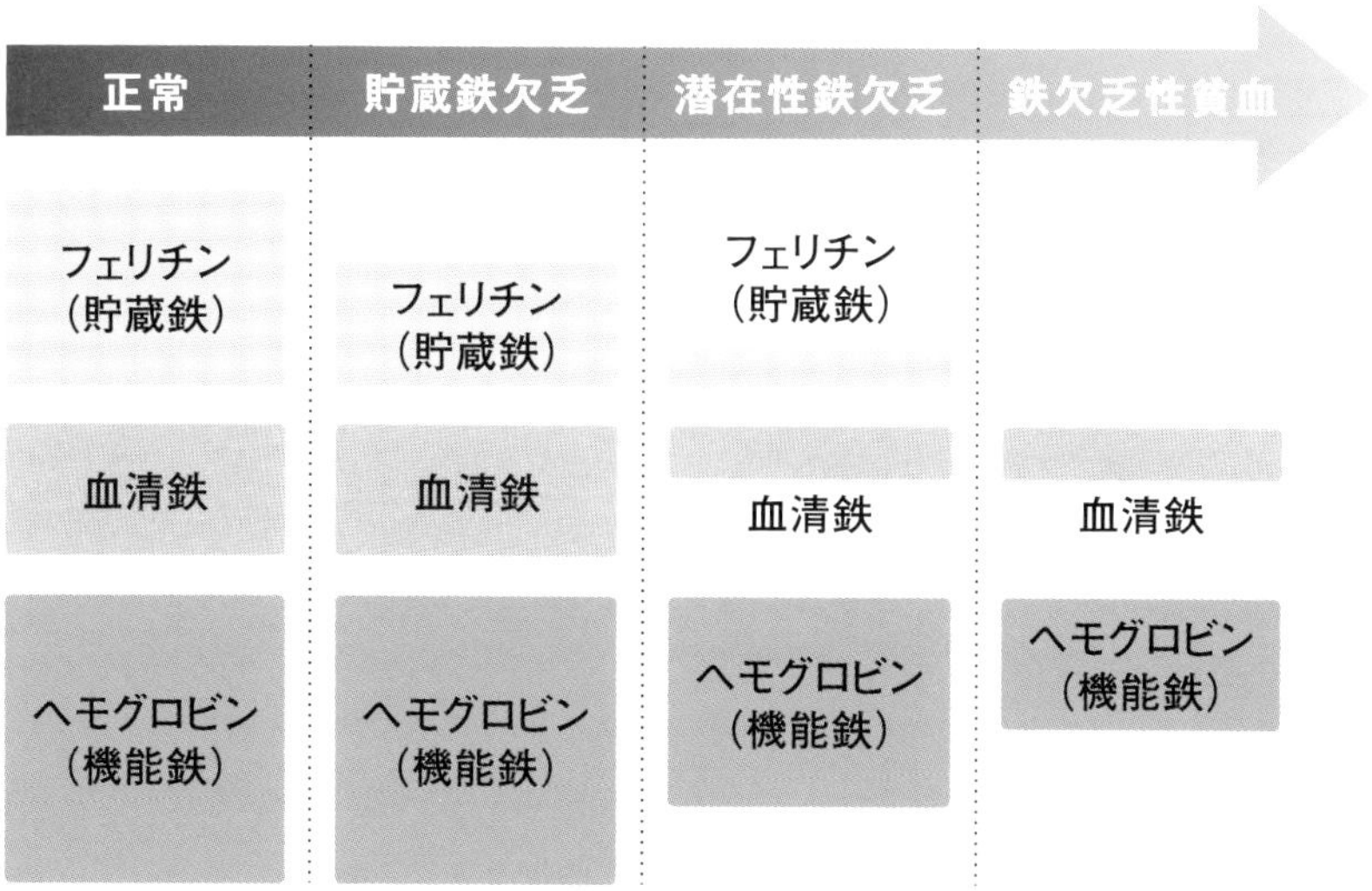

スポーツ貧血とは、日常的にハードな運動をする選手や減量が必要なアスリートに生じる貧血のこと。「トレーニングをしても、すぐに息が上がる」「練習についていけない」「練習の疲れからなかなか回復しない」といったアスリート特有の症状が現れてきます。

そもそも、持久力を必要とする運動をしているアスリートたちは、筋肉を動かすために多くの酸素を消費し、それを運ぶ鉄分を必要としますし、衝撃による赤血球の破壊や大量の発汗により鉄分を失いやすい環境なのです。

女子選手の場合には、月経もあるので、

スポーツ貧血の治療目標

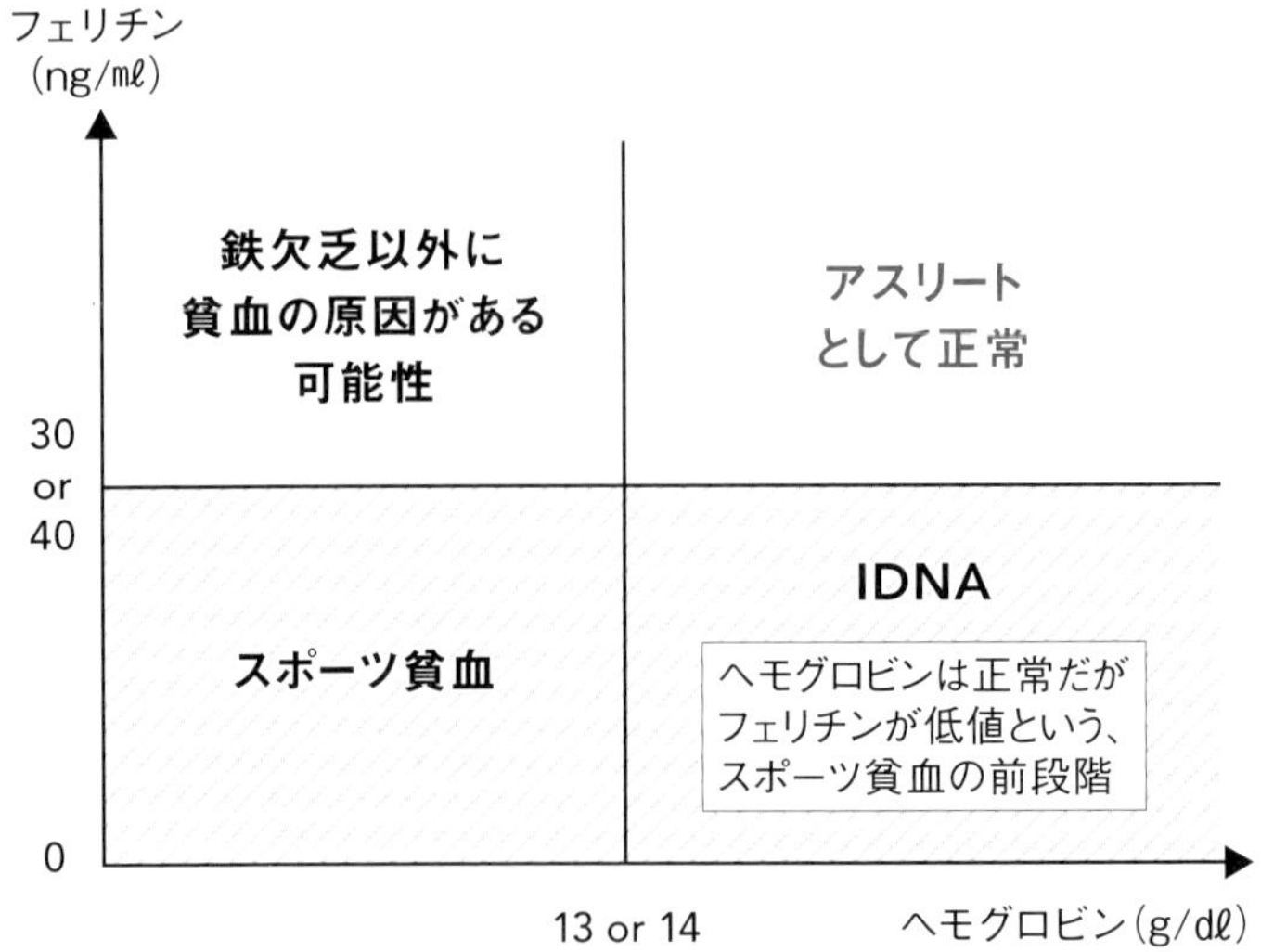

さらにハイリスク。審美要素のある種目の選手であれば、減量のために食事量を減らすこともあるので、造血に必要な栄養を食事から十分に補えないことも心配されます。

このように、アスリートの環境は、鉄欠乏性貧血と隣り合わせ。鉄欠乏性貧血になる前には、フェリチンの減少が見られ、その段階からすでにパフォーマンスの影響が懸念されるため、フェリチン値は早期に鉄欠乏を発見できる便利な指標です。逆にいうとフェリチンを測定しなければスポーツ貧血の診断はできません。

スポーツ貧血を判定する統一基準はありませんが、フェリチンの減少が、それを知るものさしになります。

高い運動負荷がかかるアスリートの場合は、一般人の鉄欠乏性貧血の診断基準では不足と考えられるため、大久保病院のHPでは以下の治療目標値が設定されています。男性ではヘモグロビン14g／dℓ・フェリチン40ng／mℓ、女性ではヘモグロビン13g／dℓ・フェリチン30ng／mℓです（前ページグラフ参照）。血清フェリチン値は、12ng／mℓ以下になると日常生活に支障が起こるレベルとされ、20ng／mℓ以下で運動能力に影響が出るといわれています。

∴溶血性貧血が生じるアスリートも多い

スポーツ貧血には、赤血球の破壊が激しいために、産生が追いつかない「溶血性貧血」である場合もあるので、これについても心配しなくてはなりません。

赤血球の破壊が亢進される原因の1つに、「足底部に加わる刺激の繰り返し」があります。実際に、**マラソン、剣道、新体操、フィギュアスケートなどの種目の選手や、ラグビーやサッカーなどボディコンタクトの多いスポーツの選手にこうした貧血が見られます。**足底部への刺激が繰り返されるマラソンなどの長距離走、裸足で強く足を踏み込む剣道、着地時の足底への衝撃に加えて、減量が必要な審美要素の強い新体操やフィギュアスケートの選手たちや、タックルなどでぶつかり合うラグビーやサッカー選手たちは、鉄欠乏性貧血と溶血性貧血のどちらのリスクも抱えているわけです。

また、激しい運動による活性酸素の発生で赤血球の細胞膜がダメージを受け、溶血性貧血を助長することが報告されています。

こうした競技種目による貧血のリスクを減らすためには、クッション性の高いシューズを着用して足底への衝撃を和らげたり、食事面から貧血への対策を講じたりするのも有効な手段といえるでしょう。

貧血による疲労感や集中力の欠如から、突発的なケガに結びつくことを考えると、積極的に改善すべき課題だと思わざるをえません。特に、大量の汗とともに多くの鉄分が排出される夏場は、いつも以上に貧血になりやすいので要注意です。

成長期のジュニアアスリートは要注意！

スポーツ界においても、かつては貧血は女子だけの問題でした。男子選手は、思春期における身体の異変について教えてもらう機会もないですから、「最後の頑張りがきかない」「練習をしても成績が伸びない」といった不調の原因の一つに貧血があるという意識はありませんでした。

現在では、男女共に**アスリート特有の貧血が認識され、成長中のジュニア選手の貧血にも注意が向けられています。**

アスリートに限らず**成長期の子どもたちにとって、急に身長が伸びる時期こそが、要注意。**それまで、年に3～4㎝ほどの伸びで推移してきた身長が、急に8～10㎝も伸びる時期があります。骨や筋肉が著しく増える時期には、そうした組織の成長にも優先的に鉄分が使われるため、ヘモグロビンの合成が間に合わなくなり、貧血になりがちです。

実際に、ヘモグロビンと骨の成長の関係を調べた研究では、骨の成長があるほどヘモグロビン値が低くなることが報告されています。

男子の場合には、成長が著しくて身体つきが変わってきた選手ほど貧血に注意すべきでしょう。女子選手の場合も同様ですが、加えて月経がありますから、それを含めて血液の状態を管理することが求められます。

食べ物から摂取できる2種類の鉄分

こうした貧血を改善するには、食事面での対策が必須です。

まず、鉄分の補給が大切です。食事から鉄分を摂取する場合には、「ヘム鉄」と「非ヘム鉄（無機鉄）」という2つの鉄分があることもおぼえておいてください。

ヘム鉄とは、たんぱく質に結合している鉄分のこと。レバーや赤身肉、赤身の魚の血合い部分に多く含まれている動物由来の鉄分です。

一方の**非ヘム鉄は、濃い緑の葉物野菜や海藻などに含まれている植物由来の鉄分。**クエン酸や硫酸などと結合しているので、**そのままでは吸収されにくいという難点が**

あります。

一般に、ヘム鉄の吸収率は20～30％、非ヘム鉄は５％程度。そもそも鉄分は水に溶けにくく、せっかく摂取しても沈殿して便とともに排泄されてしまうことが、吸収がされにくい一因といわれています。とはいえ、食品に含まれる鉄分の多くは非ヘム鉄です。そこで、動物性のヘム鉄を含む食品と併せたり、鉄分の吸収を助けるビタミンＣの摂取を心がけたりと、食事面での工夫が必要となります。

また、紅茶などのタンニンや玄米のフィチン酸という成分については、鉄分の吸収を阻害することもわかっています。

鉄分以外の造血材料は？

赤血球やヘモグロビンなどを作るための造血素材は、鉄分だけとは限りません。血球の主な材料は、たんぱく質です。それに加えて、鉄分の吸収を助ける**ビタミンC**、健康な血液を作るには**ビタミンB12**や**葉酸**も欠かせませんし、たんぱく質の合成には**ビタ**

競技別パフォーマンスアップのポイント

〔持久力が必要な競技〕

スタミナ勝負のマラソンや長距離走、自転車競技やトライアスロンなどは、貧血対策はもとより、競技中の血糖値を維持するためにエネルギー源を確保する食事が肝心です。ビタミンB群やマグネシウムには、エネルギーの代謝を助ける作用があります。

〔瞬発力が必要な競技〕

短距離走、野球、重量挙げ、投てきといったスピードが問われる競技には、正確でスムーズな神経伝達がカギになります。神経伝達や神経細胞の働きを助けるビタミンB群、マグネシウム、カルシウムを積極的に摂取することが肝心です。

〔相手の動きに対応する競技〕

ラグビー、アメリカンフットボール、バスケットボールのように、相手の動きに対応するだけでなく、激しいボディコンタクトがある競技では、その刺激に耐えられるためのたんぱく質が不可欠。抗酸化力の高い食材はダメージの回復を助けてくれます。

テニス、バレー、バドミントンのように、相手の動きに対してすばやく反応することが求められる競技では、突発的なケガへの対策が肝心です。靭帯、腱、関節の材料となるコラーゲンの摂取も有効。競技中の集中力アップには、炭水化物が必要です。

〔減量が必要となる競技〕

新体操やフィギュアスケートのような審美系の競技では、スリムな体型が求められる一方で、表現力が不可欠です。無理な減量をするとパフォーマンスの低下につながります。カロリーは減らしても、食材を増やして栄養不足にならない工夫をしましょう。

柔道、ボクシング、レスリングといった階級のある競技では減量が要求されることもあるので、ミネラルやビタミンをしっかりと摂ることで脂肪燃焼効果が期待できます。

ミンB6も必要です。ミネラルでは、赤血球の膜を守る亜鉛の働きも見逃せません。

アサイーなら鉄の摂りすぎの心配もなく、パフォーマンスUP！

現在、腎性貧血の治療用にはエリスロポエチン製剤が使われますが、かつてスポーツ界では、エリスロポエチン製剤を用いて造血を促す酸素運搬能力の向上や持久力向上を図ったことがドーピングにあたるとして問題となりました。

血液中の赤血球やヘモグロビンは、多ければ多いほどいいというわけではありません。

血液中の赤血球やヘモグロビンが不足した状態である貧血に対して、**赤血球やヘモグロビンが多すぎる場合には「多血症」**となります。多血症になると、ネバネバになった血液が血管を詰まらせる要因になるため、心筋梗塞や脳梗塞、肺血栓塞栓症（エコノミークラス症候群）などの病気になるリスクを高めてしまいます。

こうしたリスクを考えても、天然の食材であるアサイーの造血作用はゆるやかなもの。**今回の研究実験で明らかになった通り、エリスロポエチン製剤のような急激な効果でないことが、食品としての安全性を示唆しています。**

実際に、ブラジルのアマゾンで長く食用にされてきた歴史もありますし、まだまだ発見されていない機能成分が作用している可能性もあります。

スポーツ栄養の観点からも、アサイーの研究は、まだはじまったばかりですが、多くのパワーを秘めた果実であることは間違いありません。第3章では、これまでにわかっている抗酸化や造血の作用に役立つアサイーレシピをたくさん紹介しているので、これらを参考にしてアサイーのパワーを上手に取り入れてください。

第３章

アサイー造血レシピ
&
造血スタミナレシピ

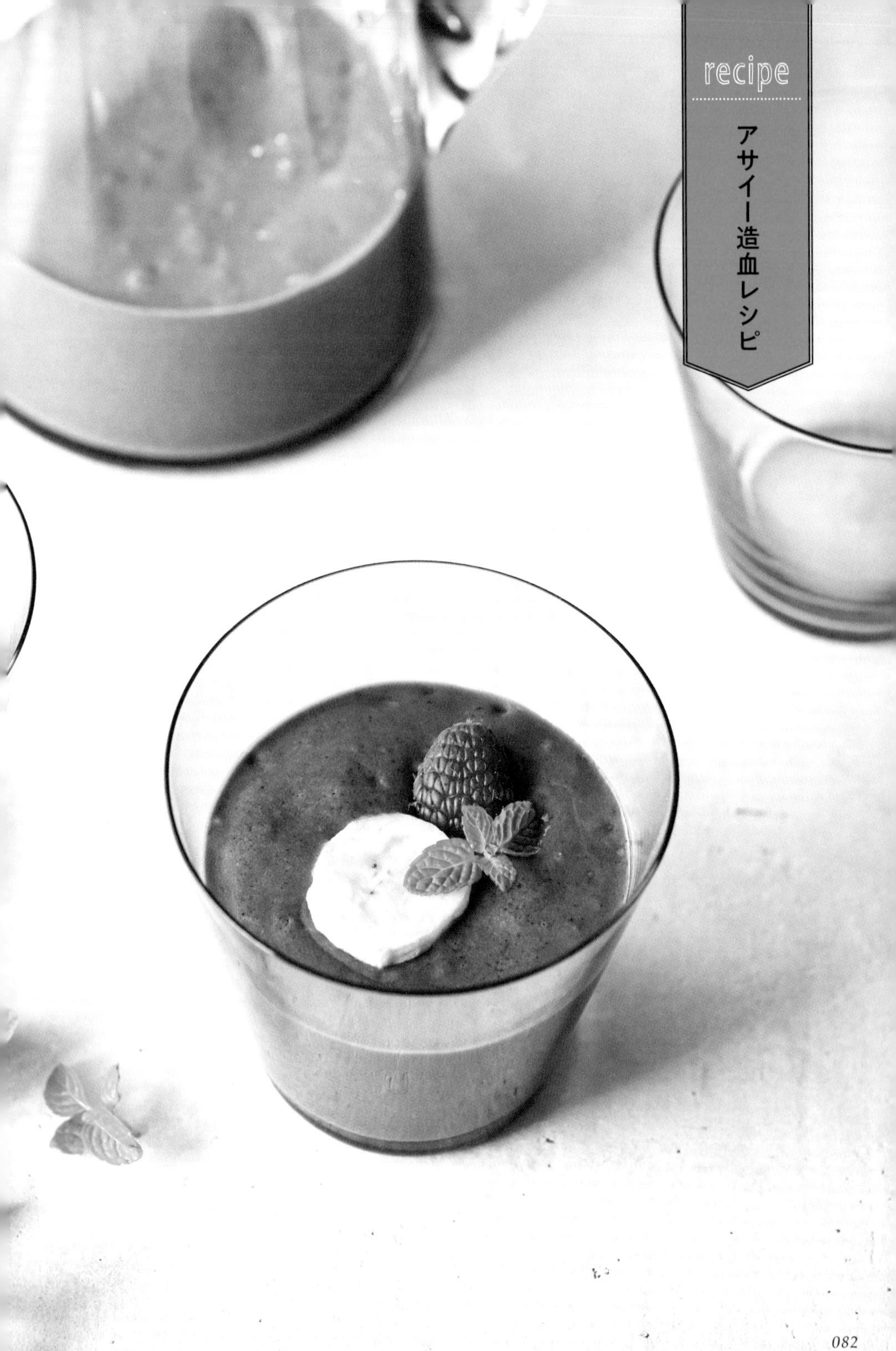

recipe

アサイー造血レシピ

この1杯で造血に欠かせない
栄養素が補えます！

アサイー造血
パーフェクトジュース

造血に欠かせない、たんぱく質、鉄分、ビタミンB群、ビタミンCがこの1杯に。“飲んでみなぎる”スタートアップにおすすめのドリンクです。

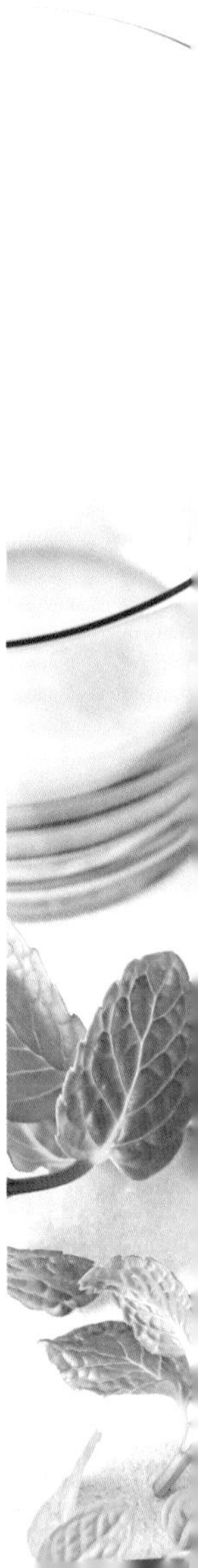

［材料］２人分

アサイーピューレ・プレーン……100g
バナナ……100g
ブロッコリー……60g
ラズベリー（冷凍）……100g
きなこ……大さじ2
牛乳……200㎖
きび砂糖……10g

○**トッピング用**
バナナ、ラズベリー、ミント……各適宜

［作り方］

1 ブロッコリーは小房に分けてゆでる。
2 ミキサーに材料をすべて入れて、滑らかになるまで攪拌する。
3 グラスに注ぐ。

Tips!

ブロッコリーのゆで時間に注意！

ブロッコリーをジュースで使う場合は、柔らかくゆでましょう。２分〜２分半が目安です。そのまま食べる場合のゆで時間は１分半がおすすめです。

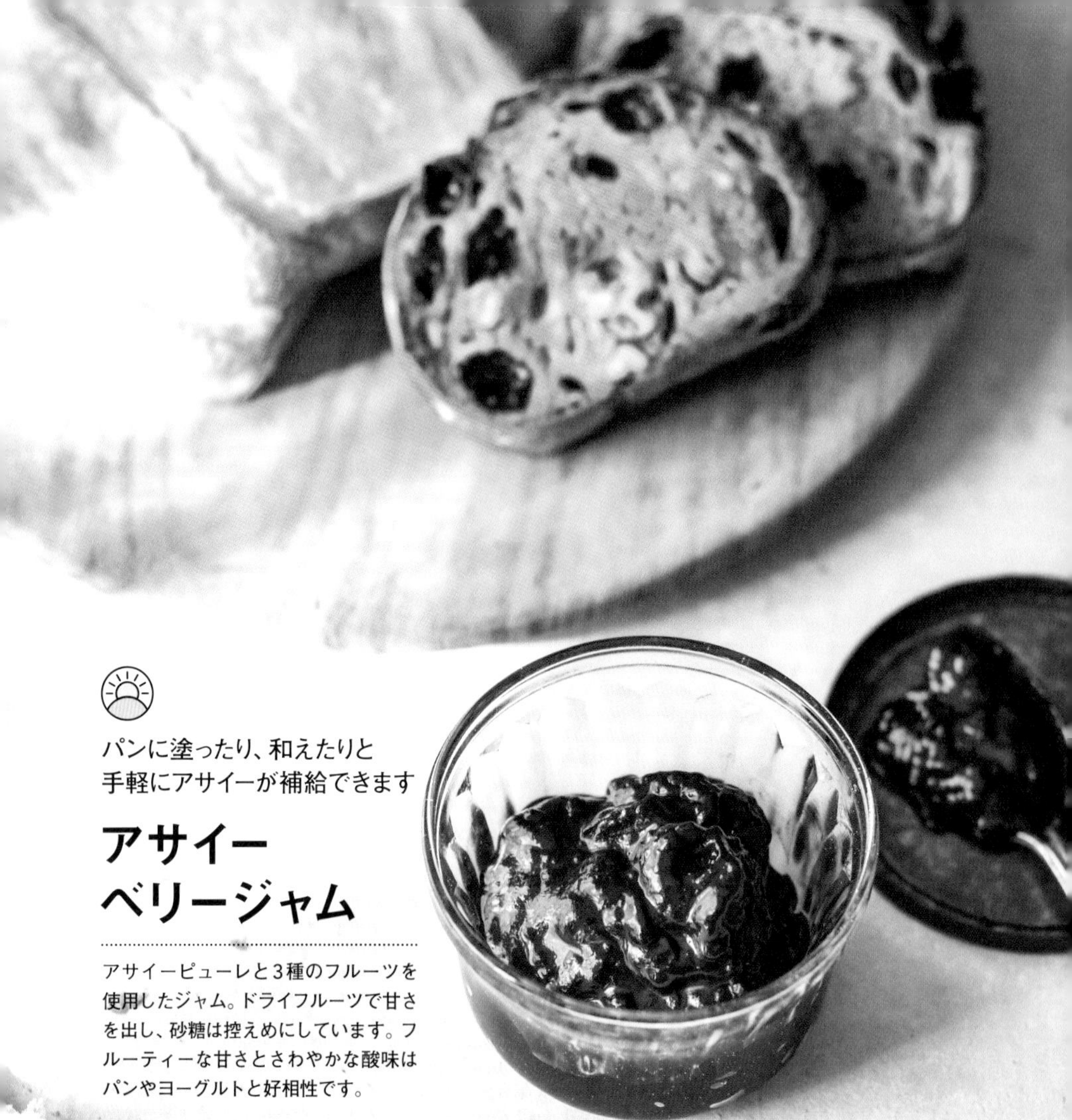

パンに塗ったり、和えたりと
手軽にアサイーが補給できます

アサイー ベリージャム

アサイーピューレと3種のフルーツを使用したジャム。ドライフルーツで甘さを出し、砂糖は控えめにしています。フルーティーな甘さとさわやかな酸味はパンやヨーグルトと好相性です。

[材料] 2人分

アサイーピューレ・プレーン……100g
ラズベリー（冷凍）……100g
デーツ……30g
レーズン……20g
きび砂糖……50g
レモン汁……大さじ1

[作り方]

1. デーツは種を除き、刻む。保存用のびんなどの容器は煮沸消毒する。
2. ステンレス、またはホーロー鍋にアサイーピューレ、ラズベリー、デーツ、レーズン、きび砂糖を入れ、弱火にかける。
3. 木べらで時々混ぜながら加熱し、10分ほど煮る。とろみがついたら、レモン汁を加える。
4. 火からおろして粗熱をとり、煮沸消毒したびんなどの容器に移す。

冷蔵保存で7日間可能。

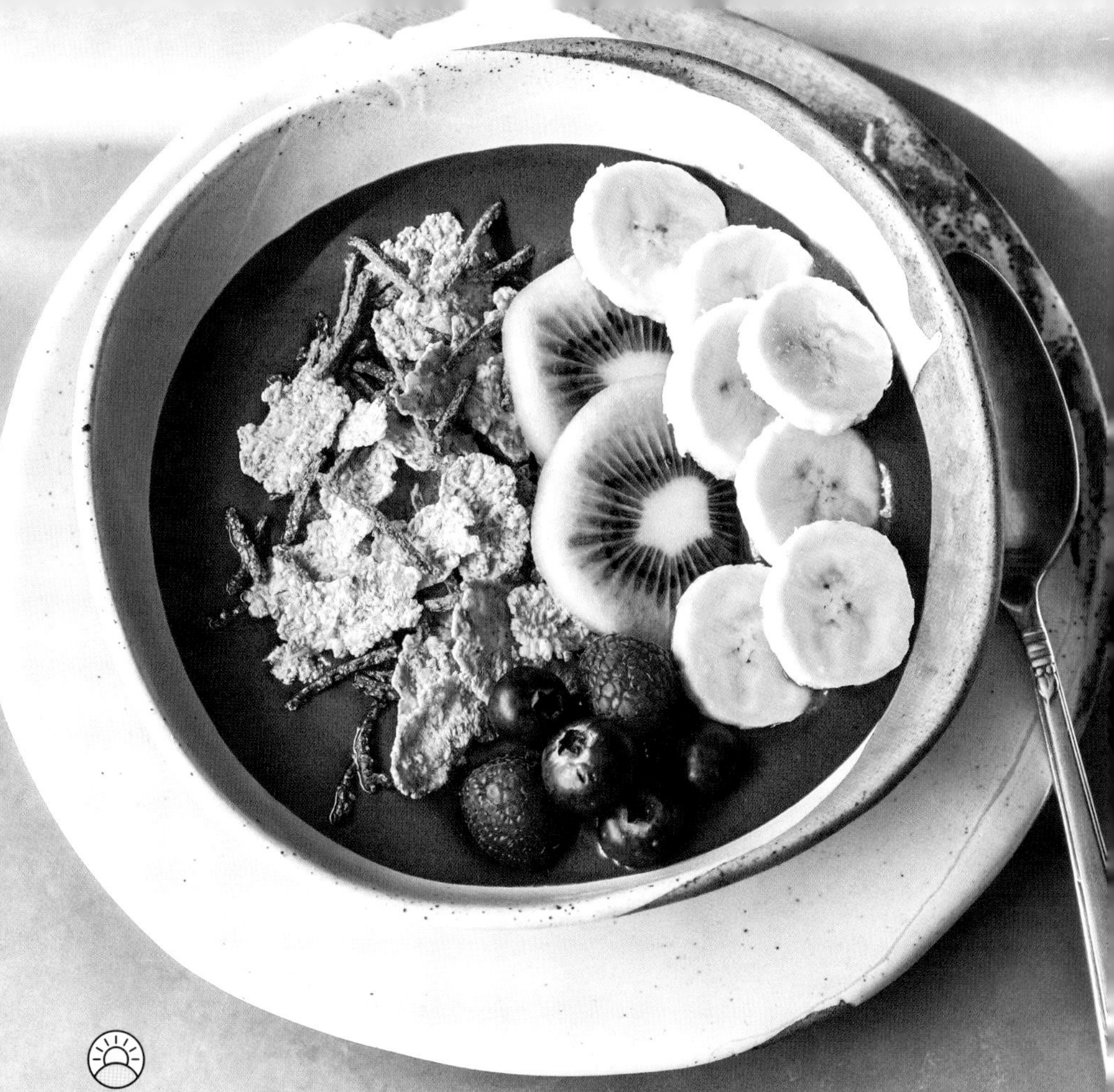

アサイーといえばこれ！
いろいろなトッピングを楽しめるのも魅力

アサイーボウル

シリアルは甘味のないものをチョイス。
たっぷりの果物やヨーグルトと一緒に。

［材料］2人分

アサイーピューレ・加糖……200g
プレーンヨーグルト……100g
シリアル（玄米フレーク）……40g
シリアル（オールブラン）……20g
お好みのフルーツ……100g
（キウイ・バナナ・ベリーなど）

［作り方］

1 アサイーとヨーグルトを混ぜ合わせる。
2 フルーツは食べやすい大きさにカットする。
3 器に1、シリアル、2をのせて完成。

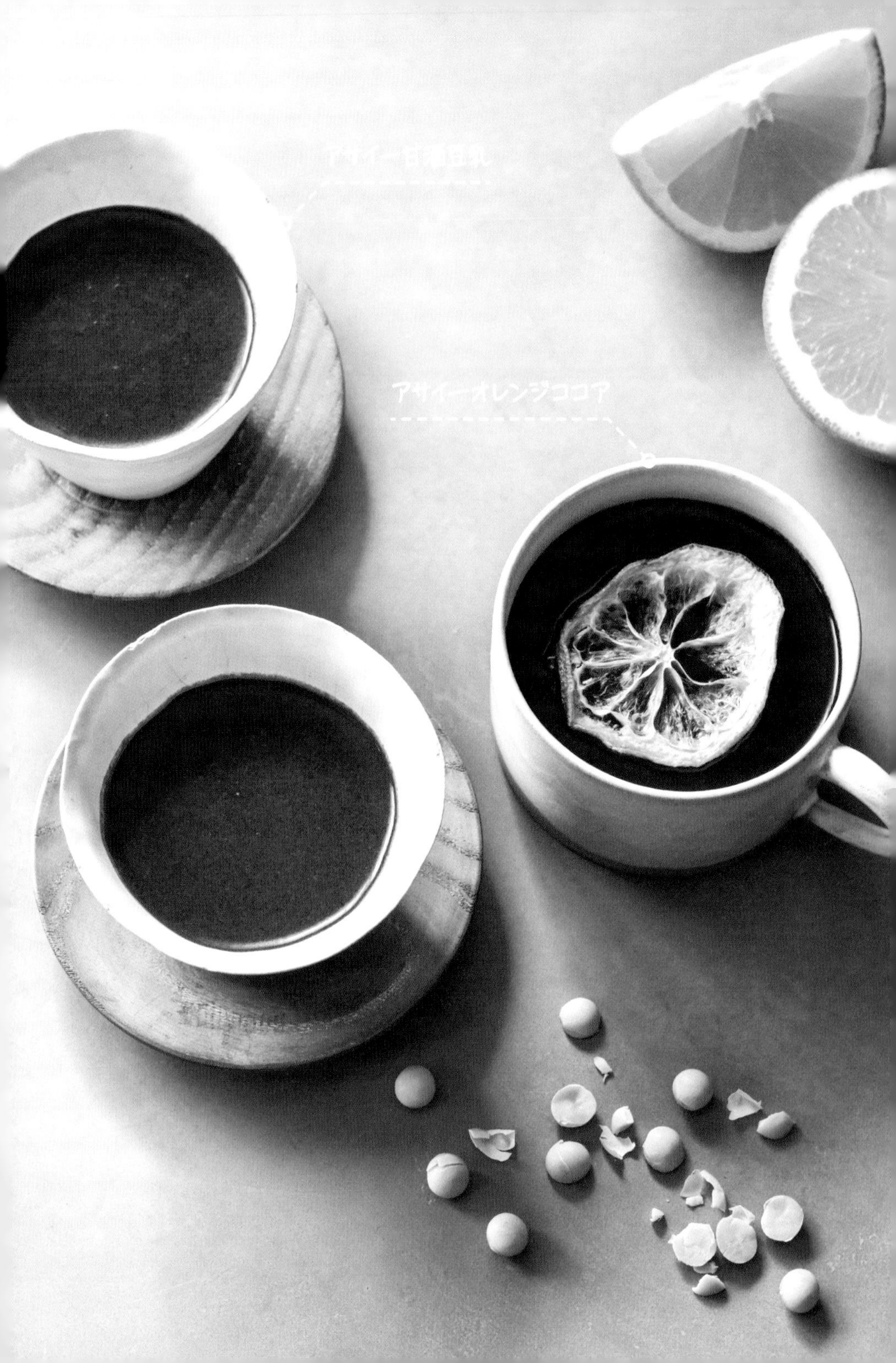
アサイー甘酒豆乳
アサイーオレンジココア

やさしい甘さで
疲れた身体にしみわたります。

アサイー 甘酒豆乳

甘酒と豆乳に含まれるたんぱく質とビタミンB群は、造血のほか、疲労回復にも働きます。オリゴ糖や食物繊維を含み、お腹にもよいので、朝食や補食にもおすすめです。

［材料］2人分

アサイーピューレ・プレーン……200g
甘酒……125mℓ
無調整豆乳……75mℓ

［作り方］

1 鍋に材料をすべて入れて、温める。
2 カップに注ぐ。

Tips!

アサイーピューレの使い方

アサイーピューレは冷凍保存がおすすめです。調理に使う際は、個包装の袋からピューレを深めの容器に出して、冷蔵庫で解凍してからお使いください。冷蔵庫で解凍することで劣化を防ぎます。解凍させると傷みやすいため、できるだけ早く使いきりましょう。

いつものココアが
造血ドリンクに早変わり！

アサイー オレンジココア

ココアの風味をアサイーとオレンジが引き立て、風味豊かな味わいに。ホットでもアイスでもお好みに合わせて楽しんで。ココアとアサイーの両方から鉄分補給ができます。

［材料］2人分

アサイーピューレ・プレーン……200g
純ココア……小さじ5
オレンジジュース……100mℓ
牛乳……100mℓ
きび砂糖……15g

＊甘さはお好みで加減してください。

［作り方］

1 小鍋にココア、きび砂糖、アサイーを加えてよく混ぜる。
2 牛乳、オレンジジュースを加えて、混ぜながら温める。
3 カップに注ぎ、好みでドライオレンジをのせる。

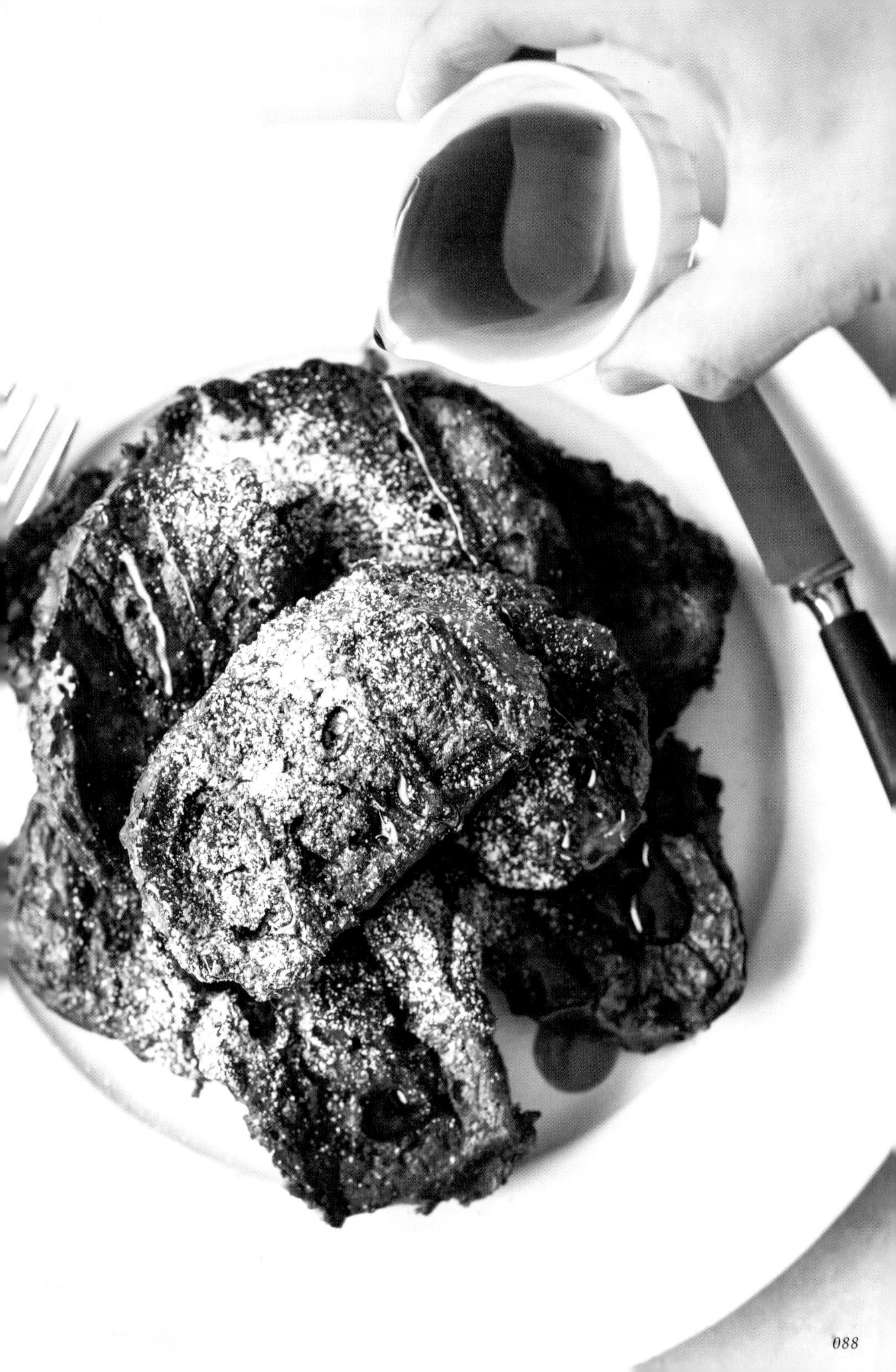

バター不使用。
アサイーの油分で焼き上げます

アサイーフレンチトースト

アサイージュースと卵で作るフレンチトースト。
パンにじっくりとしみ込ませることで、ふわふわな仕上がりに。

[材料] 2人分

アサイープレス・ベーシック……150㎖
卵……2個
フランスパン……6切
メープルシロップ・粉糖……各適宜

[作り方]

1 ボウルに卵を溶き、アサイーを加えてよく混ぜる。

2 1.5㎝厚さに切ったフランスパンを1に浸す。途中で裏に返し、両面を浸み込ませる。30分〜1日置く。

3 フライパンを熱し、油は敷かずに、2を並べて弱火で両面をじっくりと焼く。

4 器に盛り、好みでメープルシロップ、粉糖をかける。

※フライパンはテフロン加工のものを使用してください。

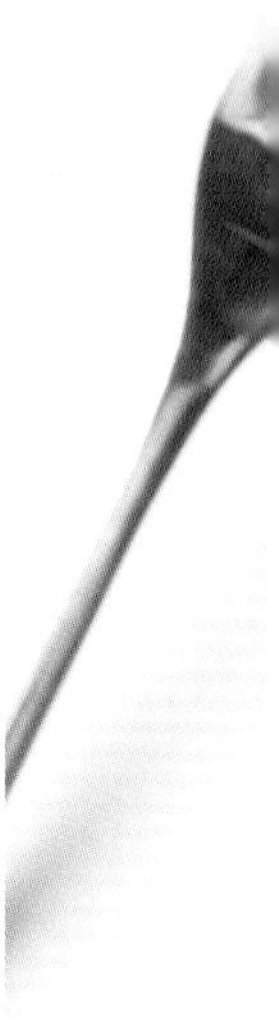

Tips!

アサイーを調味、調理に使おう

アサイーに含まれる、抗酸化作用の高い色素は熱に強い特徴があります。そのため、ドリンクやアサイーボウルなど、そのまま食べるメニューだけではなく煮る、焼くなどの調理法を利用したメニューにもおすすめです。アサイーを使うことで、栄養価が高くなることはもちろん、味に深みやコクが出ておいしさがアップします。

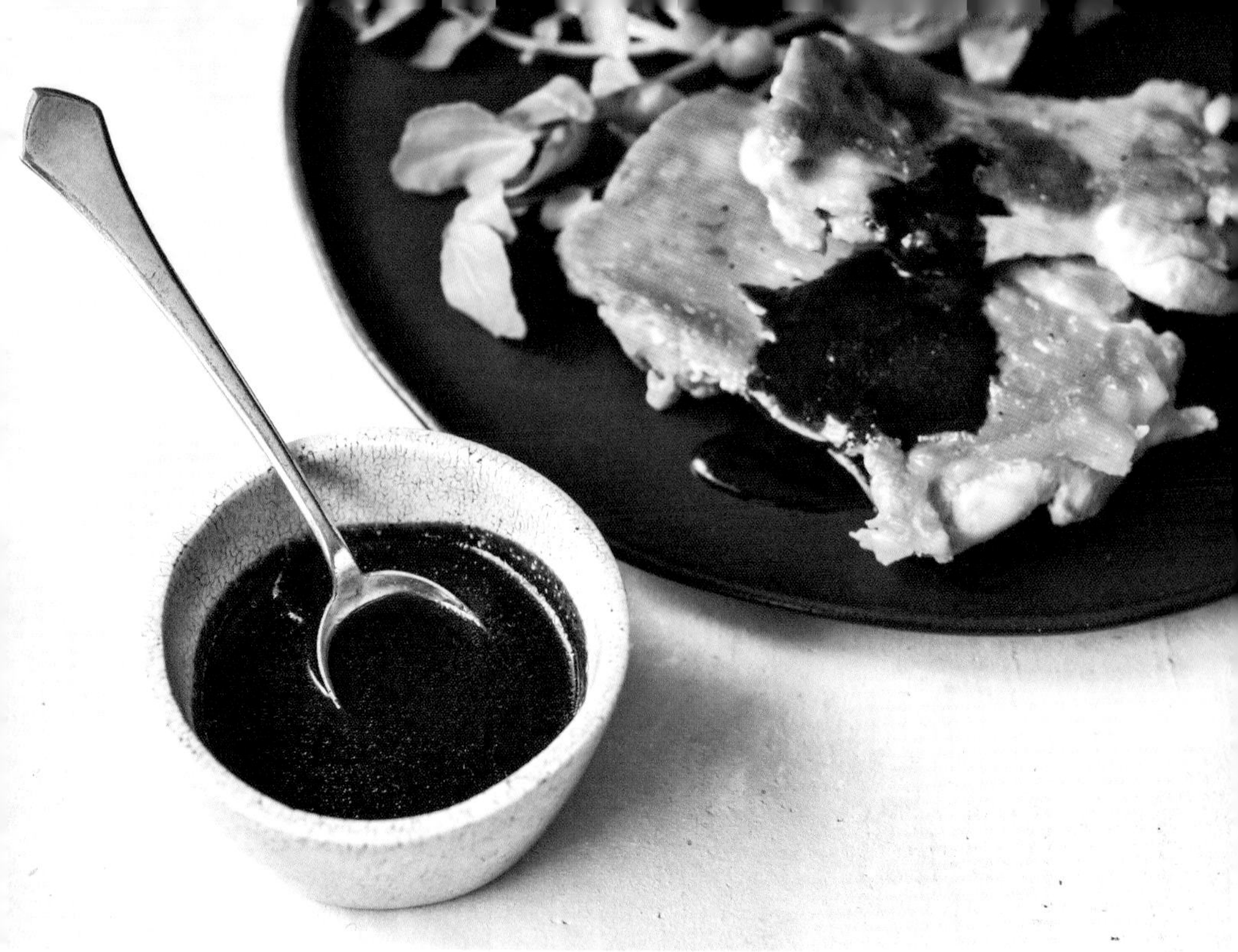

アサイーとお肉は本場ブラジルのアマゾンでは鉄板の組み合わせ

チキンソテー・アサイーソース

アサイーに含まれるポリフェノールの渋みが肉の脂を分解して、さっぱりとさせてくれます。
アサイーソースが肉のうま味をひき立てます。

[材料] 2人分

鶏もも肉……300g
塩・こしょう……各少々

○アサイーソース

アサイーピューレ・プレーン……50g
赤ワイン……大さじ1
バルサミコ酢……大さじ1
しょう油……大さじ1
きび砂糖……小さじ1
水……大さじ1
クレソン……適量

[作り方]

1 鶏もも肉は1枚を半分に切る。厚みがある部分は開いておく。両面に塩・こしょうをふり、すり込む。

2 フライパンに1を皮目を下にして並べ、弱火で焼く。途中鶏肉から出てきた水分や余分な油はキッチンペーパーで吸い取る。皮目がパリっとしたら、裏返し、3〜5分焼く。火が通ったら器に盛る。

3 同じフライパンにアサイーソースの材料を入れて軽く煮詰める。器に移し、チキンソテーにかけていただく。

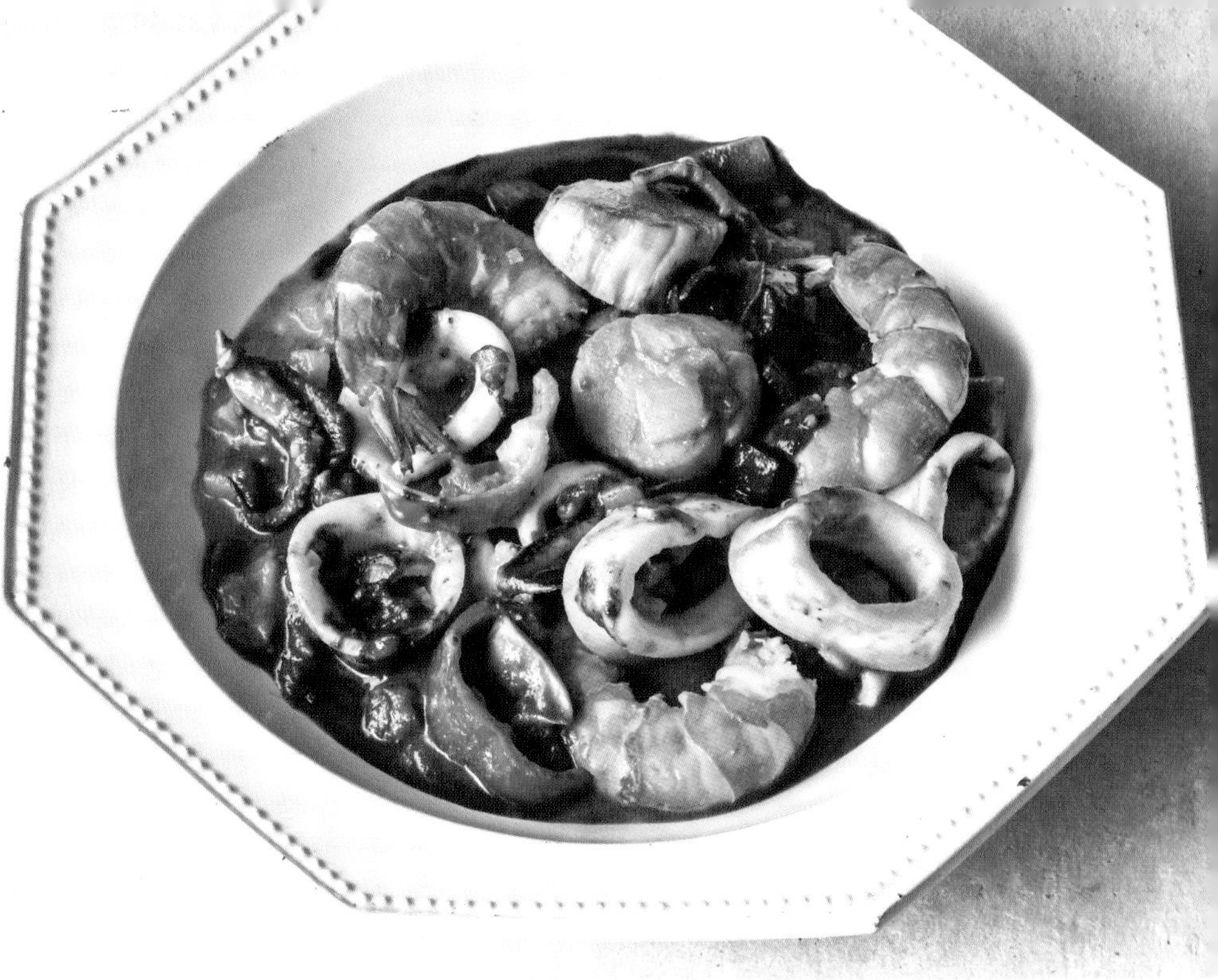

スポーツ後の疲労回復に是非摂りたい逸品メニュー

魚介のアサイーココナッツ煮

南国育ちのココナッツとアサイーは相性抜群。
ココナッツミルクには、鉄分や葉酸が含まれているので、造血をアシストしてくれる強い味方です。

[材料] 2人分

エビ……4尾
▶殻をむき、背ワタをとる

ホタテ貝柱……4個

イカ……150g▶下処理※して食べやすい大きさに切る

A
- 塩……小さじ1/4
- レモン汁……大さじ1
- セロリの葉……5g ▶粗みじん切り
- オリーブ油……大さじ1/2

B
- 玉ねぎ……1/2個 ▶5㎜角に切る
- セロリ……30g ▶5㎜角に切る
- にんにく……1/3片 ▶みじん切り

ピーマン……1個
▶縦半分にして細切り

トマト……大1個
▶1㎝角に切る

アサイーピューレ・プレーン……100g

ココナッツミルク……200㎖

白ワイン……大さじ1

塩……ひとつまみ

[作り方]

1. ボウルに魚介類と**A**を入れて和え、30分置く。
2. フライパンを熱し、油を敷かずに**B**を炒める。野菜が透き通ってきたら、1をのせ、白ワインを加えてひと煮立ちさせる。さらにトマト、ピーマン、ココナッツミルクを入れて20分ほど煮込む。
3. アサイーを加え、塩で味を調える。

※**1.** イカは足と腹わたを胴から引き抜き軟骨を取り除く　**2.** えんぺらと胴の皮をむく　**3.** 足と腹わたを切り離し、目と口を取り除く　**4.** 足の吸盤は包丁でこそげ取る

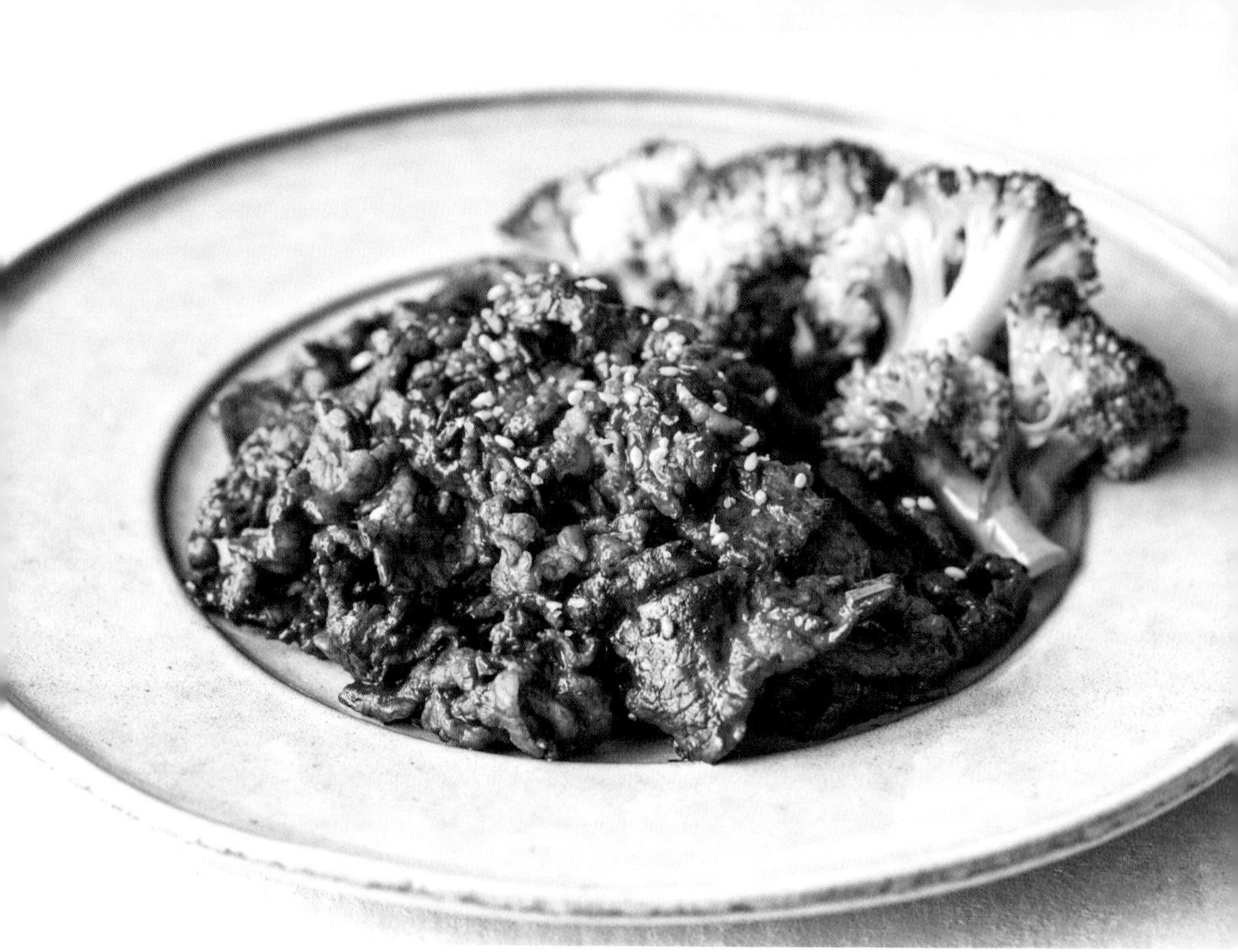

味も造血のための栄養素も満足の一品

牛肉のアサイーオイスター炒め

牛肉は良質なたんぱく質とヘム鉄を含む優秀食材。アサイーの渋みとオイスターソースのコクで、牛肉がおいしくパワーアップ。ピリッと効かせた豆板醤がよいアクセントになっています。

[材料] 2人分

牛肉切り落とし …… 150g

塩・こしょう …… 各少々

ブロッコリー …… 60g

長ねぎ …… 5g
▶みじん切り

しょうが …… 2g
▶みじん切り

にんにく …… 2g
▶みじん切り

ごま油 …… 少々

豆板醤 …… 小さじ1

A
- アサイーピューレ・プレーン …… 200g
- オイスターソース …… 大さじ1
- しょう油 …… 大さじ1/2
- きび砂糖 …… 小さじ1

[作り方]

1. 牛肉は塩・こしょうをして揉みこみ、下味をつける。ブロッコリーは小房に分けてゆでる。
2. フライパンに長ねぎ、しょうが、にんにくを入れ、ごま油を数滴たらして炒める。香りが立ったら、牛肉を加えてさらに炒める。
3. 牛肉の色が変わったら、豆板醤を加えて軽く炒め、Aを加える。
4. 全体がなじんだら、器に盛り、ブロッコリーを添える。

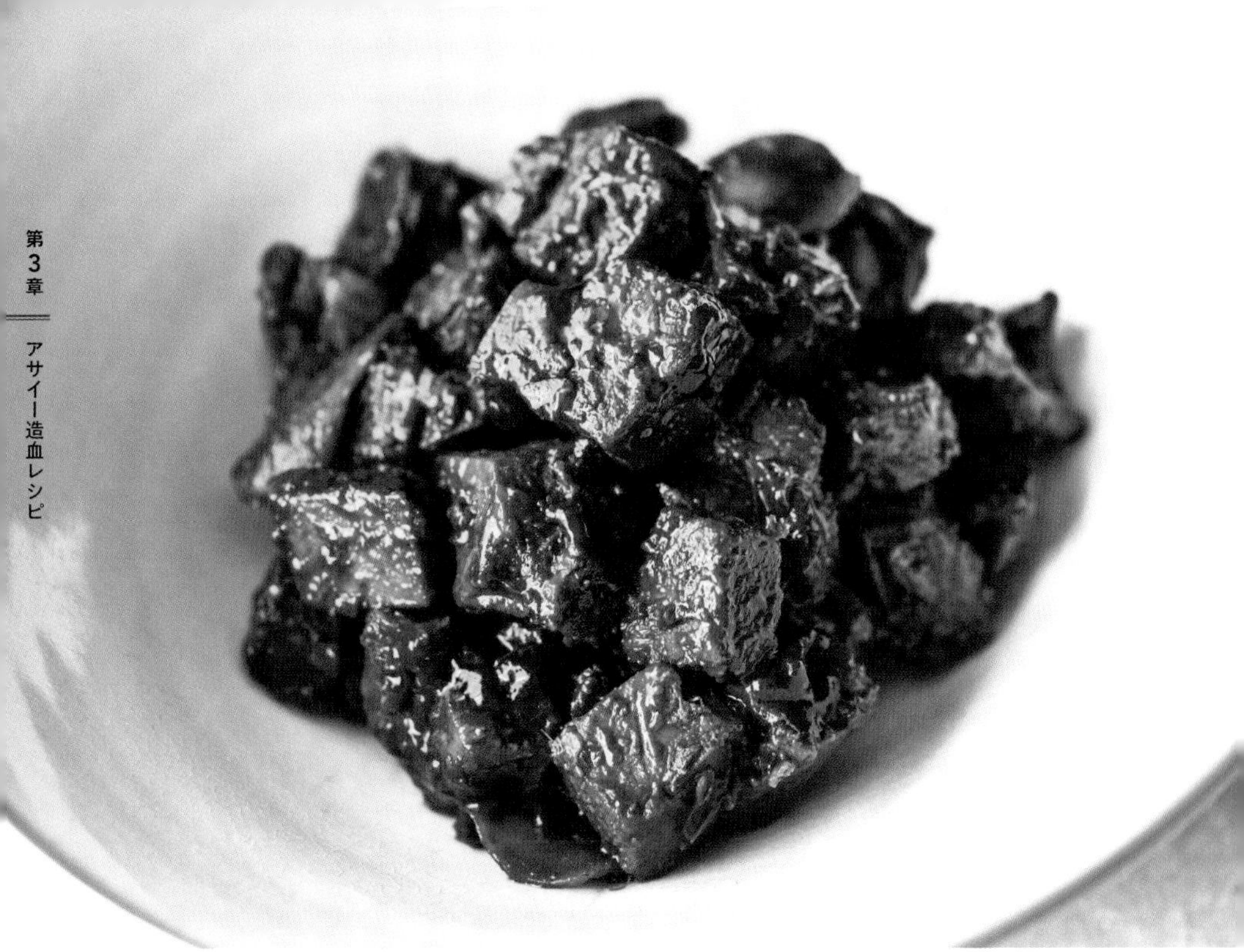

貧血改善のための作りおき。お弁当にも◎

マグロの佃煮

吸収のよいヘム鉄を含むマグロも優秀な造血食材。アサイーを組み合わせてさらにパワーアップ。甘辛い佃煮にすることで日持ちするので、常備菜におすすめです。

[材料] 2人分

マグロ赤身……100g
アサイーフリーズドライパウダー……3g
しょうが……5g▶薄切り
しょう油……大さじ1
みりん……大さじ1½
きび砂糖……大さじ1

[作り方]

1 マグロは1㎝角に切る。
2 鍋に、しょう油、みりん、きび砂糖を入れて火にかけ、煮立ったら、1、アサイーパウダーを入れ、落とし蓋をして、弱火で煮込む。
3 時々混ぜながら、汁気が少なくなるまで煮詰める。

冷蔵保存で7日間可能。

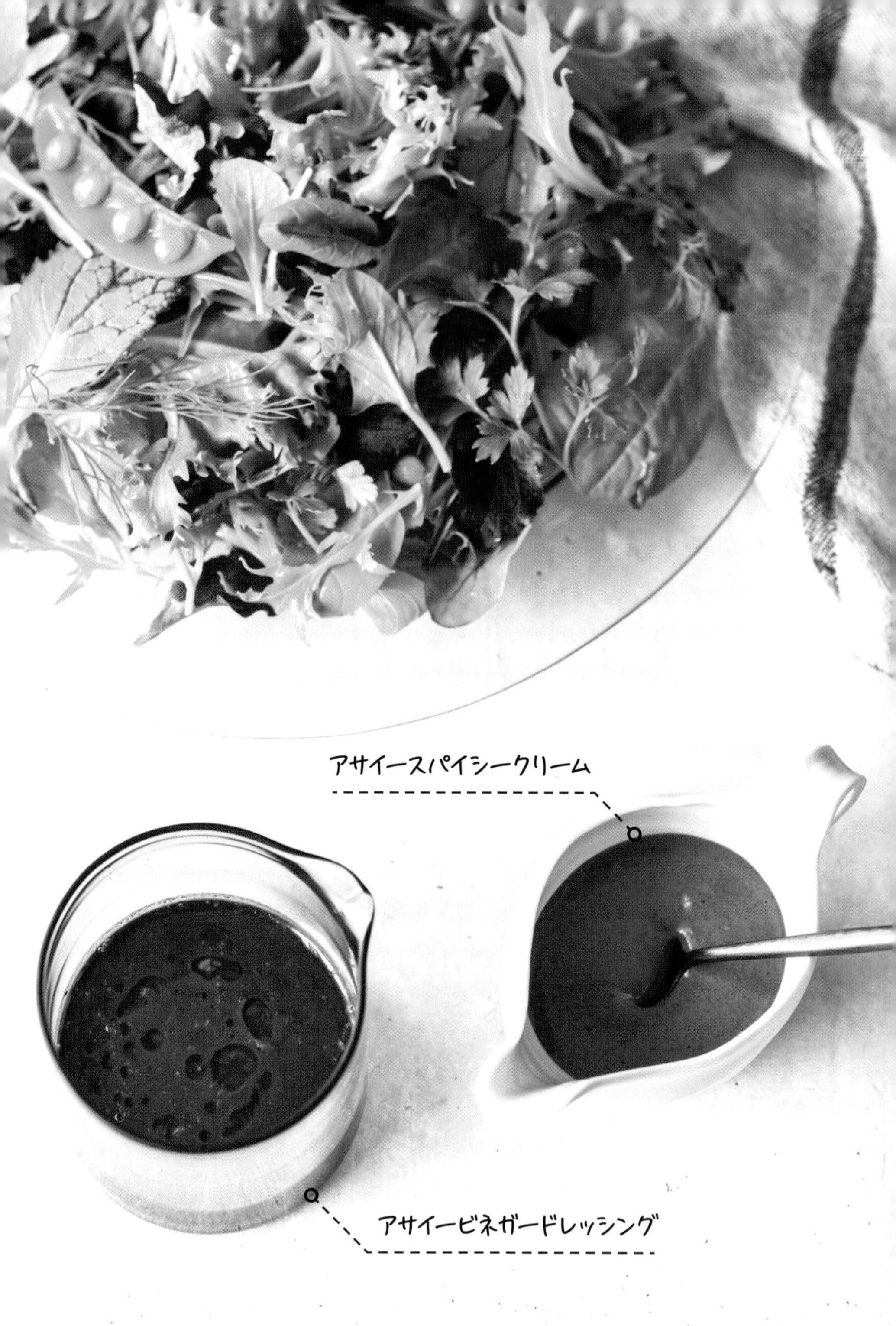
アサイースパイシークリーム
アサイービネガードレッシング

鉄分の吸収効率を高める
生野菜のお供に

アサイービネガードレッシング

ビタミンCは鉄分の吸収アップに欠かせません。鉄分豊富なアサイードレッシングと野菜のサラダは理想な食べ方なのです。

[材料] 2人分

アサイーピューレ・プレーン …… 大さじ2
赤ワインビネガー …… 大さじ2
塩 …… 小さじ½
こしょう …… 少々
オレガノ …… 小さじ1
オリーブ油 …… 適宜

[作り方]

1 ドレッシングの材料をすべて混ぜ合わせる。
2 食べる直前、サラダと和える。

冷蔵保存で7日間可能（アサイービネガードレッシングのみ）。

パンチのきいた
濃厚ソース

アサイースパイシークリーム

サラダに和えるのはもちろん、ディップとしてカット野菜と組み合わせるほか、肉や魚のソースとしても使えます。

[材料] 2人分

アサイーピューレ・プレーン …… 大さじ2
プレーンヨーグルト …… 小さじ4
マヨネーズ …… 小さじ4
ケチャップ …… 小さじ2
はちみつ・ガラムマサラ、カレー粉 …… 各小さじ1
粉チーズ …… 大さじ1
塩・こしょう …… 各少々

○サラダ

ベビーリーフ、エンダイブ、ハーブなどの好みのグリーン野菜 …… 適宜

[作り方]

1 ドレッシングの材料をすべて混ぜ合わせる。
2 食べる直前にサラダと和える。

冷蔵保存で2日間可能（アサイースパイシークリームのみ）。

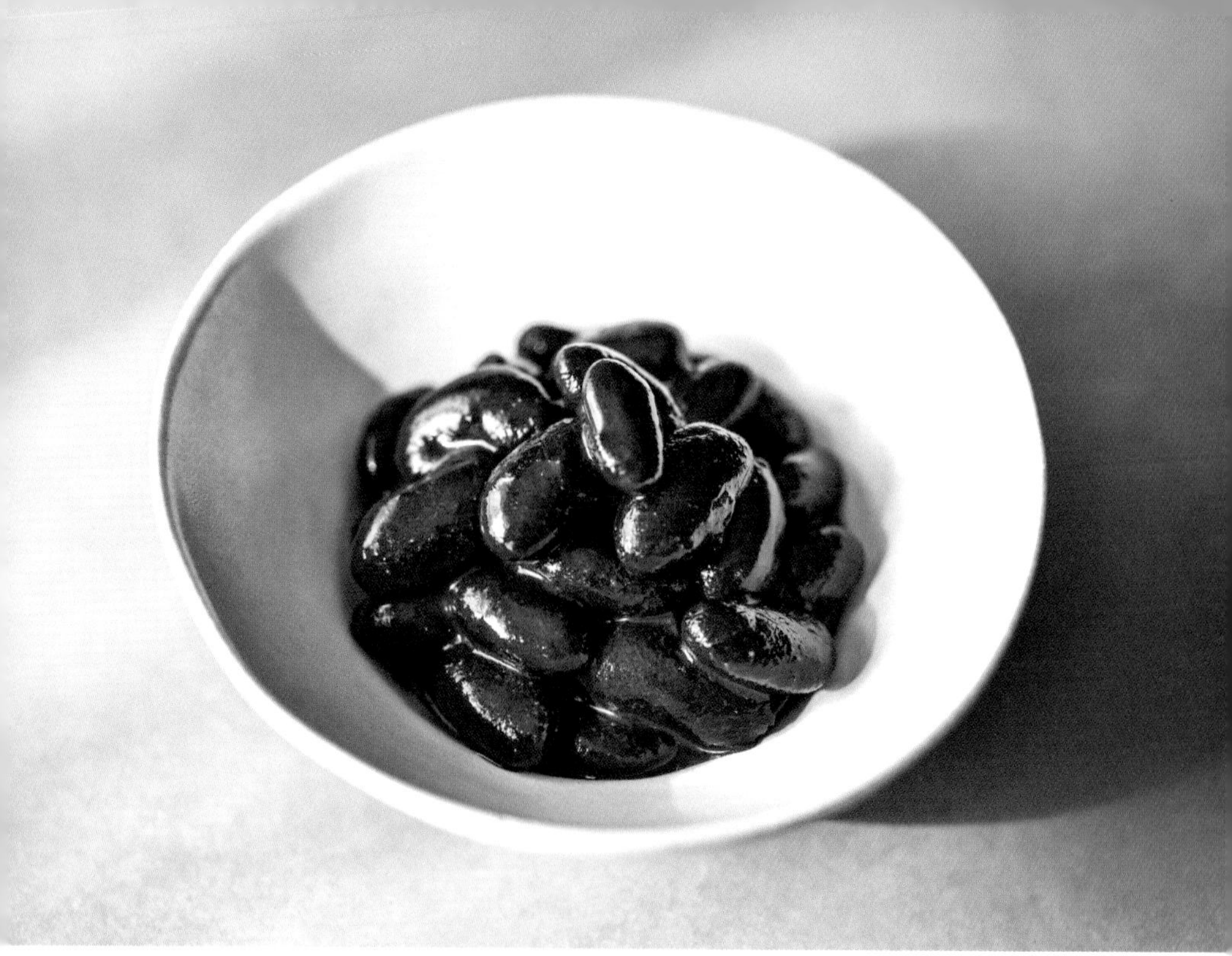

箸休めやお茶のお供にすれば手軽にミネラル補充できます

アサイー煮豆

豆類には造血に欠かせないミネラルが豊富です。
水煮を使うことで、短時間でもふっくらとおいしい煮豆ができます。

[材料] 2人分

アサイーピューレ・プレーン …… 100g
キドニービーンズ（水煮）…… 100g
水 …… 適宜
黒砂糖 …… 60g
塩 …… 少々

[作り方]

1. キドニービーンズをざるにあけ、サッと水洗いをする。
2. 鍋に1、豆がかぶる程度の水を入れて弱火にかけ、豆が柔らかくなるまで豆がひたひたになるように、さし湯をしながら煮る。
3. 黒砂糖、塩、アサイーを加え、20分ほど煮込む。

冷蔵保存で7日間可能。

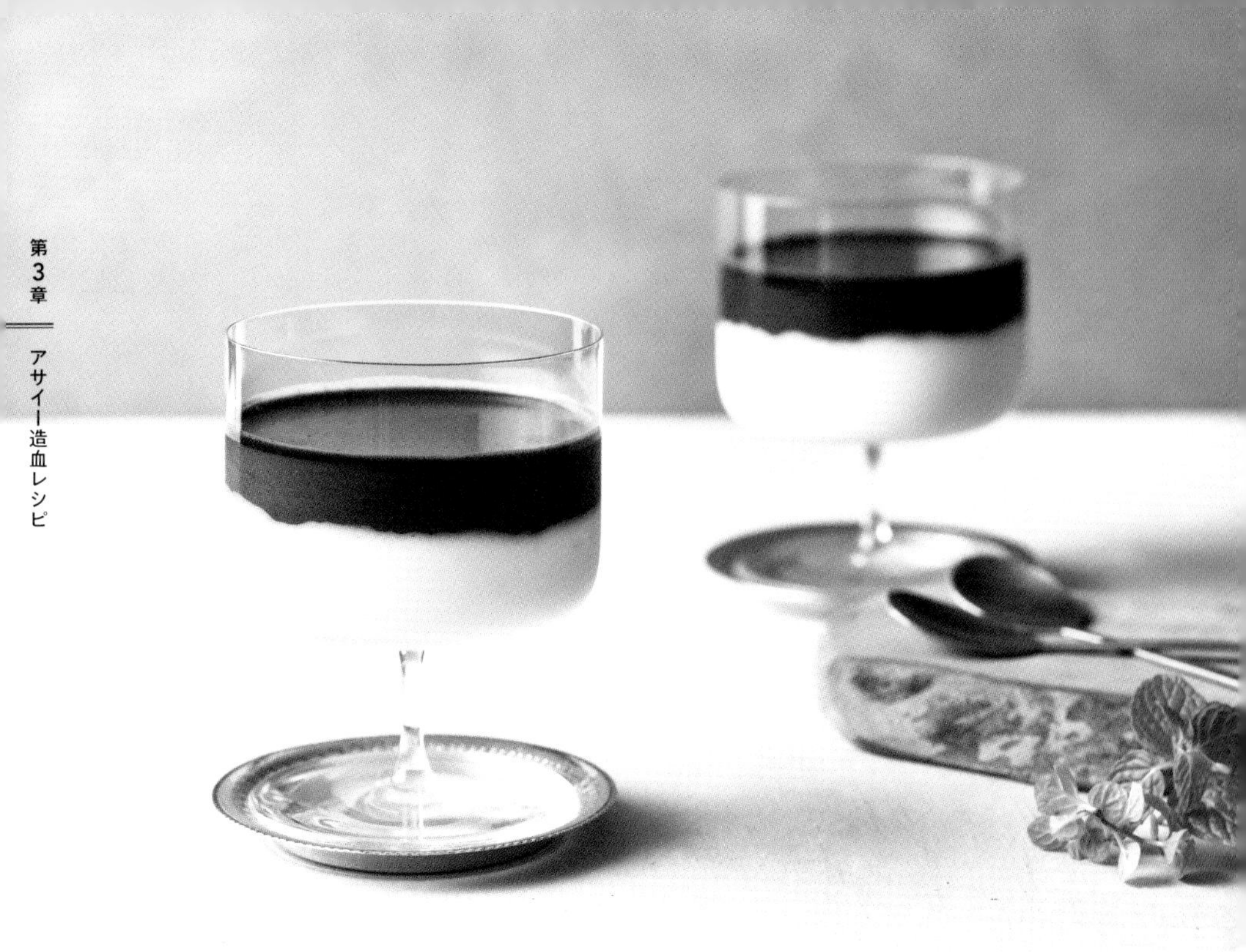

造血＋汗で失われたカルシウム補給にも

アサイーゼリー

アサイーゼリーの甘味とヨーグルトの酸味のバランスがよく、白と紫のコントラストが鮮やかなデザート。カルシウムも補給できるので、ランナーや成長期のお子様にもおすすめです。

［材料］2人分

○**ヨーグルトゼリー**

A
- プレーンヨーグルト……80g
- 生クリーム……50mℓ
- 砂糖……20g

粉ゼラチン……3g
▶耐熱容器に水大さじ1でふやかす

○**アサイーゼリー**

B
- アサイーピューレ・プレーン……100g
- リンゴジュース……50mℓ
- 砂糖……10g

粉ゼラチン……2g▶水小さじ2でふやかす

［作り方］

1 ヨーグルトゼリーを作る。ゼラチンはラップをせず、600Wの電子レンジで20秒加熱して溶かす。（様子を見ながら溶けていなかったら10秒ずつ増やして）溶かす。

2 ボウルに**A**を入れてよく混ぜ、1を加えさらに混ぜ、型に流し入れて、冷蔵庫で約30分冷やし固める。

3 アサイーゼリーを作る。ボウルに**B**を入れて混ぜる。1の手順でふやかしたゼラチンを溶かし、ボウルに加えてよく混ぜ合わせる。2に流し入れて冷蔵庫で冷やし固める。

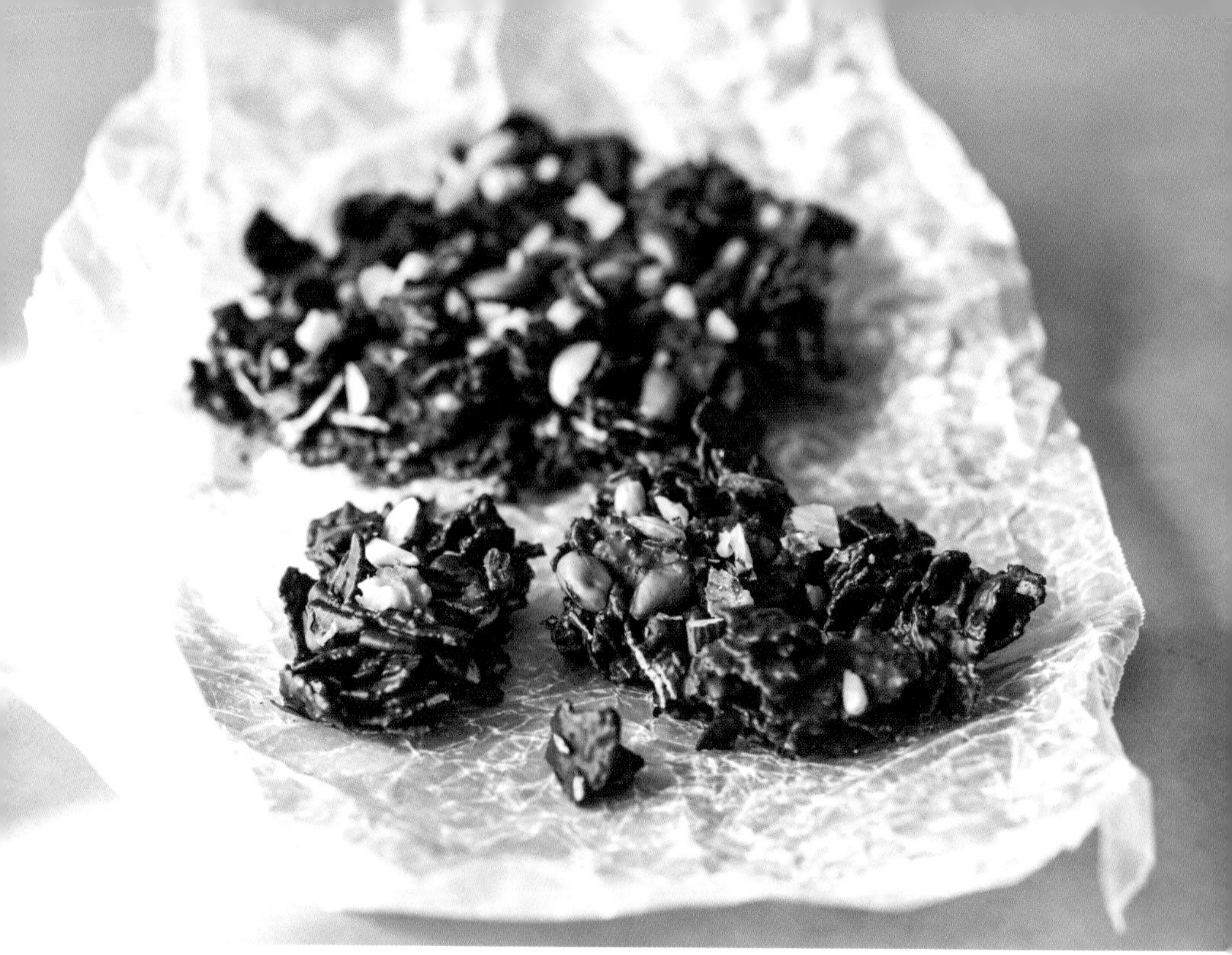

栄養価の高いチョコバーで一息いかがですか

アサイーチョコバー

アサイーとチョコレートの抗酸化パワーでストレスをケアします。
ザクザク食感は脳の血流もよくするので、お仕事のブレイクにもおすすめです。

[材料] 2人分

ビターチョコレート……30g
アサイーフリーズドライパウダー……5g
シリアル（玄米フレークなど）……30g
A くるみ・アーモンド……各2個
　ひまわりのたね・ピスタチオ・ゴジベリー……各少々

[作り方]

1 チョコレートは細かく刻む。くるみは砕き、アーモンドは4等分にカットする。
2 耐熱ボウルにチョコレートを入れて600Wの電子レンジで少しずつ温めながらチョコレートを溶かす（計1分ほど）。
3 2にアサイーパウダーを加えてよく混ぜ、シリアル、**A**の半量を入れてチョコレートをよく絡ませる。
4 バットなどにクッキングシートを敷き、3を広げて、残りの**A**を散らし、冷蔵庫で冷やし固める。

本書のアサイー造血レシピで使用する材料

C

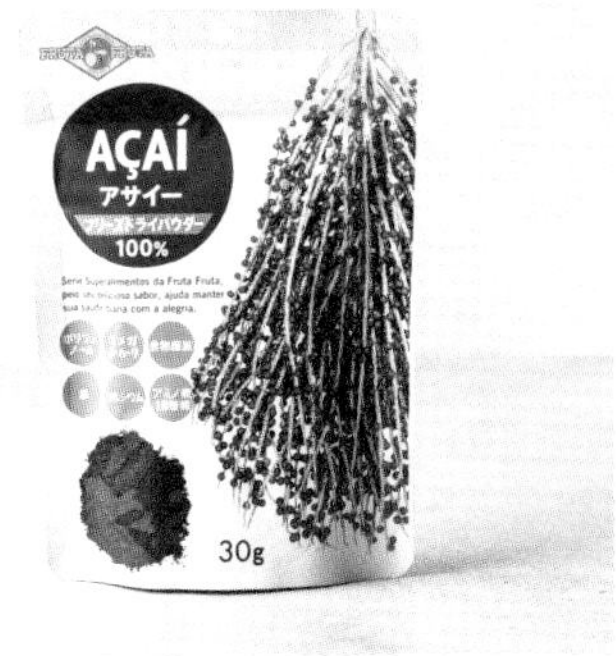

A

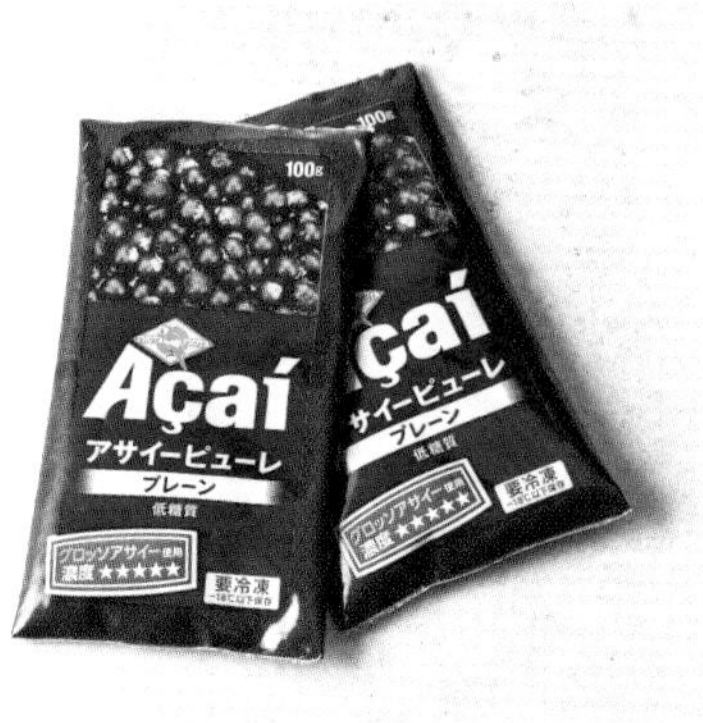

D

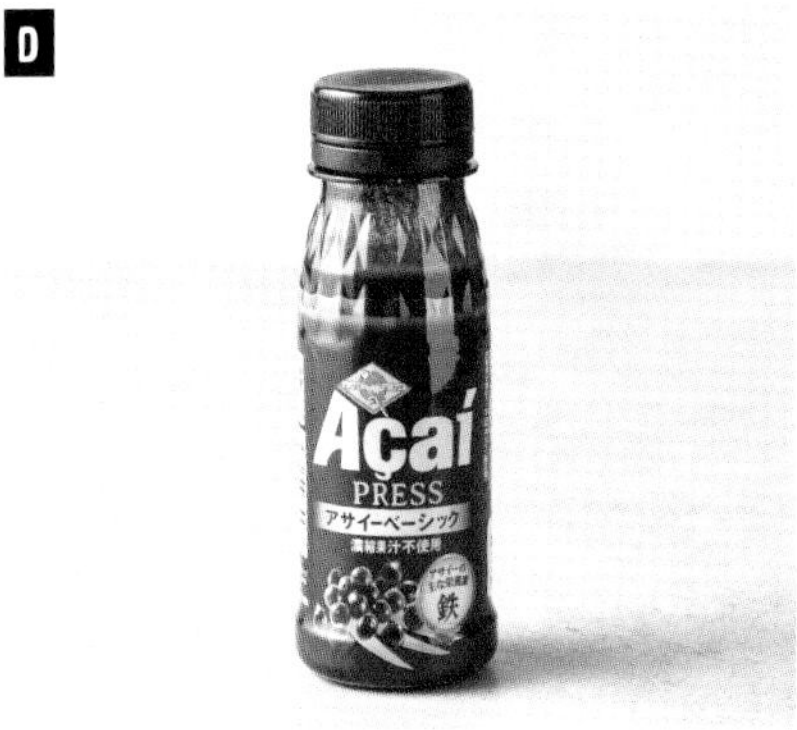

B

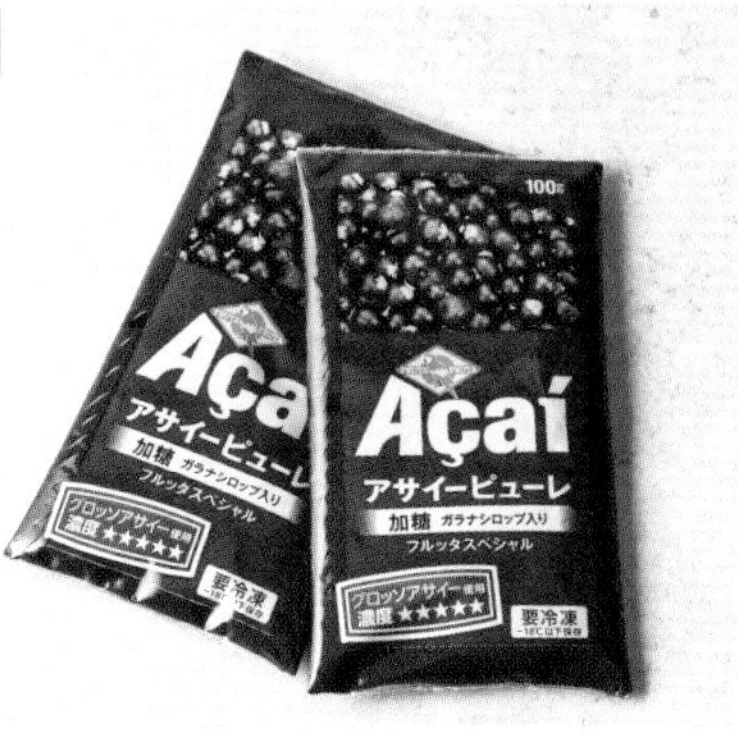

C

常温保存でき、
アスリートからも「使いやすい」と評判

アサイーフリーズドライパウダー

100%オーガニックアサイーピューレだけを凍結乾燥したパウダー。凝縮した栄養素を手軽に摂取でき、常温保存できるので、アスリートの利用率が高いタイプ。1日の推奨摂取量は、約7gで大さじ2杯を目安に。

A

無糖タイプ。
いろいろなレシピが楽しめる万能ピューレ

アサイーピューレ・プレーン

固形分14%の高濃度なプレーンタイプ。無糖タイプなので、ドリンクのほか、お料理やお菓子作りにも。1パックが100gなので、2人分の料理に使う場合は1パック、ドリンクなら1人分で1パックの摂取を目安に。

D

アサイーにフルーツを
ブレンドしたドリンクタイプ

アサイープレス・ベーシック

超高圧処理(HPP)というアサイー素材本来の味わいと栄養をキープできる製法のドリンク。そのままドリンクとして飲むのはもちろん、本書レシピでフレンチトーストに使用しています。油分が豊富なので油を敷かずに焼けます。

B

加糖タイプ。アサイーボウルや
スムージー作りに向いています

アサイーピューレ・加糖

固形分14%の高濃度なプレーンタイプにガラナシロップで甘みを加えた加糖タイプ。本書レシピではアサイーボウルに使用しています。朝食はこれというファンも多く、色々なフルーツと組み合わせてもおいしいです。

商品協力:フルッタフルッタ　https://www.frutafruta.com

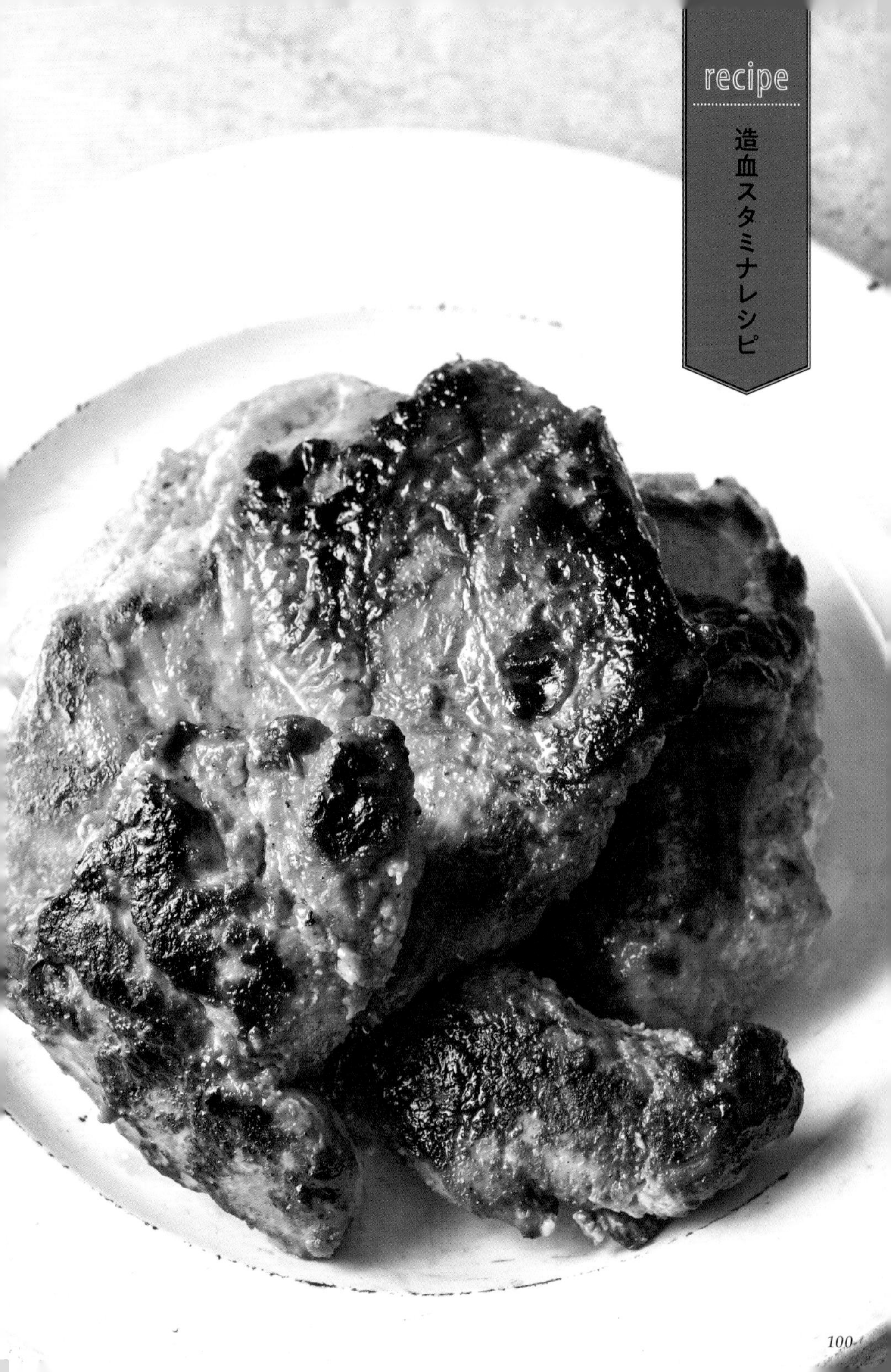

recipe

造血スタミナレシピ

たんぱく質

下調理で、食感はふんわり、消化にもやさしい一品に

味噌タンドリーチキン

造血に欠かせないたんぱく質。ヨーグルトや味噌に漬け込むことで、お肉がしっとりとやわらかくなります。

[材料] 2人分

鶏むね肉……200g
塩・こしょう……各少々

○漬けだれ

プレーンヨーグルト……大さじ4
味噌……大さじ1
はちみつ……大さじ½
にんにく（すりおろし）……小さじ½
しょうが（すりおろし）……小さじ½
カレー粉……小さじ1

[作り方]

1 鶏肉の厚い部分は開いて、食べやすい大きさに切る。フォークで刺して、塩・こしょうをすり込む。

2 漬けだれの材料をすべてビニール袋の中に入れてよく混ぜ、**1**を漬け込む（1時間～1晩程度）。

3 フライパンを熱し、**2**を皮目から焼く。皮目がパリっとしたら裏返して蓋をし、弱火で焼き、中まで火を通す。

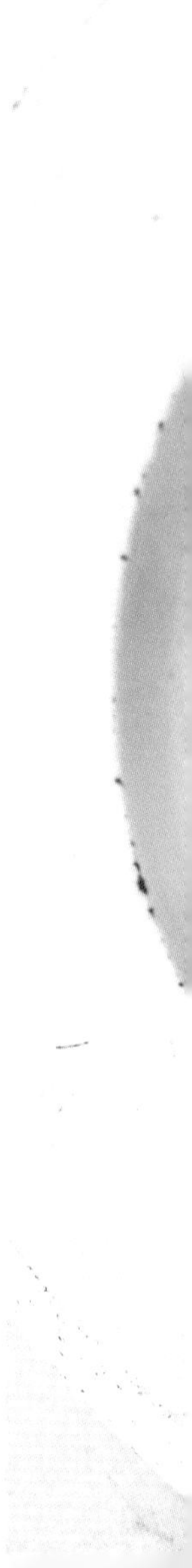

Tips!

貧血の原因は鉄分不足だけではありません！

貧血予防と改善のためには、鉄分以外にもたんぱく質、ビタミンC、B_{12}, ビタミンB_6、葉酸などを毎日の食事で摂取しましょう。鉄分の吸収を阻害する紅茶や珈琲などのカフェインは、食前食後の30分は控えましょう。

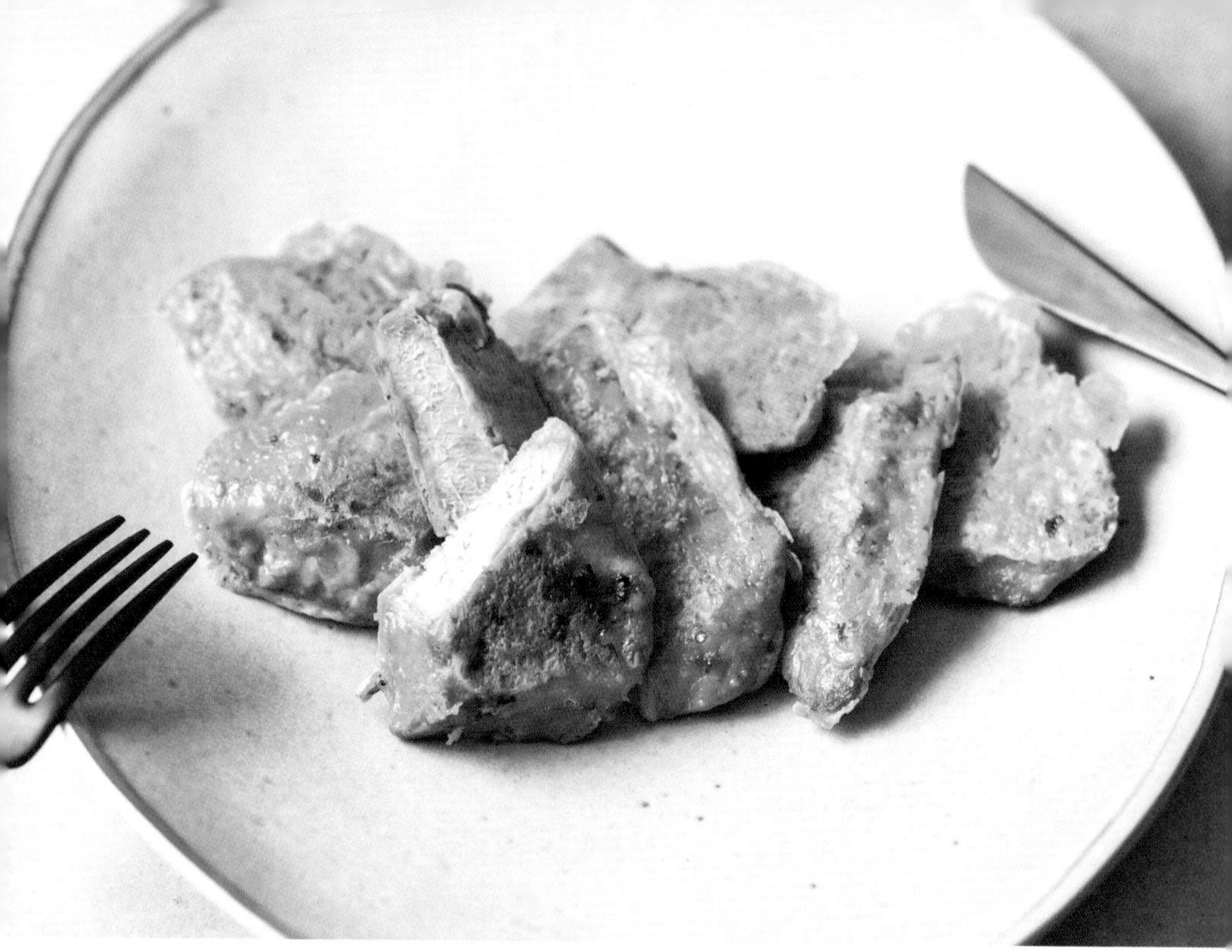

たんぱく質

鉄分豊富な良質のたんぱく質

マグロのピカタ

赤身に鉄分を多く含むマグロ。お刺身以外でも食べてほしい食材です。
青のりやすりごまを加えた卵をまとわせたピカタで、食べやすく、栄養価もアップします。

［材料］2人分

マグロ赤身（刺身用）……100g
しょう油……大さじ1
みりん……大さじ1
酒……大さじ½
小麦粉……適量
卵……1個
青のり……少々
すりごま……大さじ1

［作り方］

1 マグロはそぎ切りにして、しょう油、みりん、酒に10分漬ける。

2 ボウルに卵を溶き、青のり、すりごまを混ぜる。

3 1をキッチンペーパーにとり、水気を取ったら小麦粉をまぶして、2にくぐらせる。

4 フライパンを熱し、3を並べて両面を焼く。

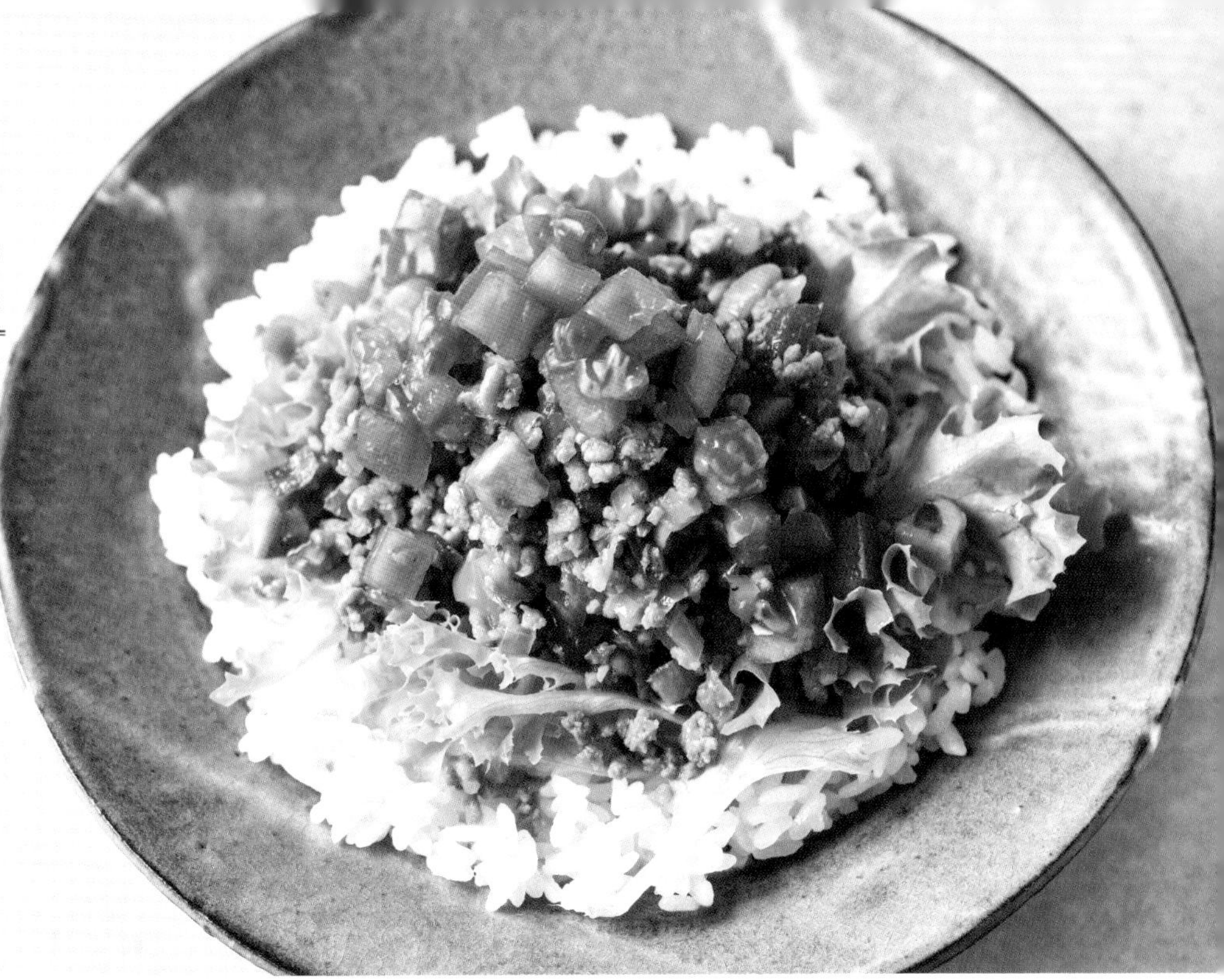

たんぱく質　ワンプレートに造血に必要な栄養がたっぷり！

ひき肉炒めご飯

具だくさんそぼろをのせたワンプレートで、造血に役立つたんぱく質、ビタミン、ミネラルが揃います。忙しくて時間がないときのメニューにもおすすめ。

［材料］2人分

豚ひき肉……150g
玉ねぎ……60g
▶5㎜角に切る
ピーマン……30g
▶5㎜角に切る
パプリカ（赤・黄）……各25g
▶5㎜角に切る
大豆（水煮）……30g
▶粗みじん切り
にんにく……1/2片
▶みじん切り
しょうが……1/2片
▶みじん切り
唐辛子（小口切り）……少々
A　しょう油、みりん……各大さじ2
　酒……小さじ2
　きび砂糖、鶏がらスープの素……各小さじ1
ご飯……適量
レタス……20g▶ちぎる
トマト……60g▶角切り

［作り方］

1 フライパンに（油は敷かずに）、ひき肉を入れて炒め、ある程度火が通ったら、にんにく、しょうが、唐辛子を加えて炒め、レタス、トマト以外の野菜、大豆を加える。
2 野菜に火が通ったら、**A**を加える。
3 温かいご飯を器に盛り、ちぎったレタスを敷き、**2**、トマトの順にのせる。

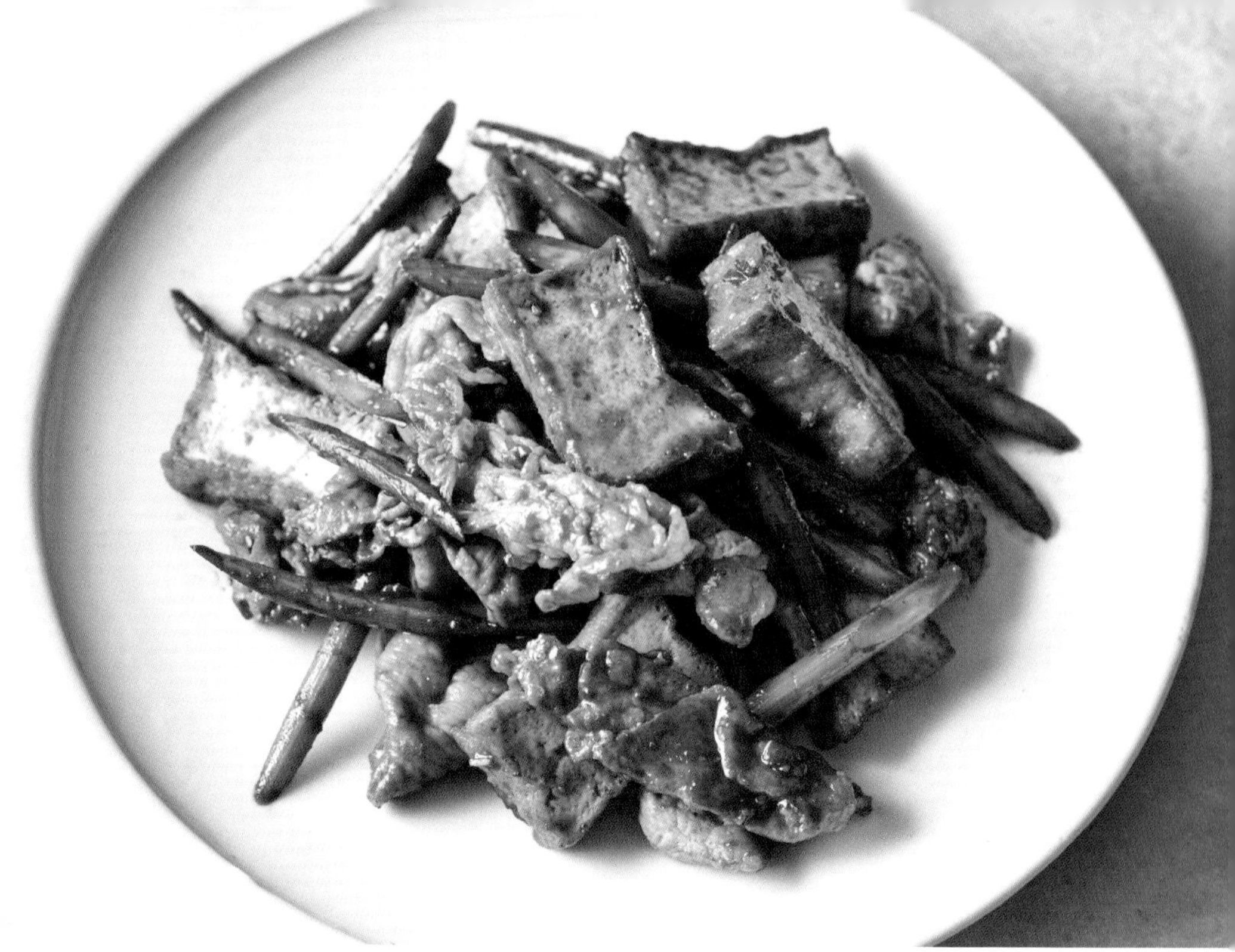

たんぱく質

鉄分、ビタミン補給ができ、ご飯が進む一品

厚揚げとにんにくの芽のコチュジャン炒め

厚揚げには鉄分が多く、にんにくの芽にはビタミンB群やビタミンCが含まれます。
コチュジャンの甘辛い味付けがよく絡み、食欲をそそります。

[材料] 2人分

厚揚げ……150g▶1cm幅に切る
豚薄切り肉……70g
塩、酒……各少々
にんにくの芽……100g
長ねぎ……5g▶みじん切り
しょうが……2g▶みじん切り
A
コチュジャン、しょう油、水……各大さじ1
きび砂糖……小さじ2

[作り方]

1 豚肉は食べやすい大きさに切り、塩、酒を揉みこみ、下味をつける。にんにくの芽は2〜3分下ゆでし、4cm長さに切る。

2 フライパンに長ねぎとしょうがを入れ、豚肉を加えて炒める。火が通ったら一旦取り出す。

3 2のフライパンに厚揚げを加え、焼き色が付くまで焼く。2を戻し入れ、にんにくの芽、Aを加えて絡め、汁気がなくなるまで炒める。

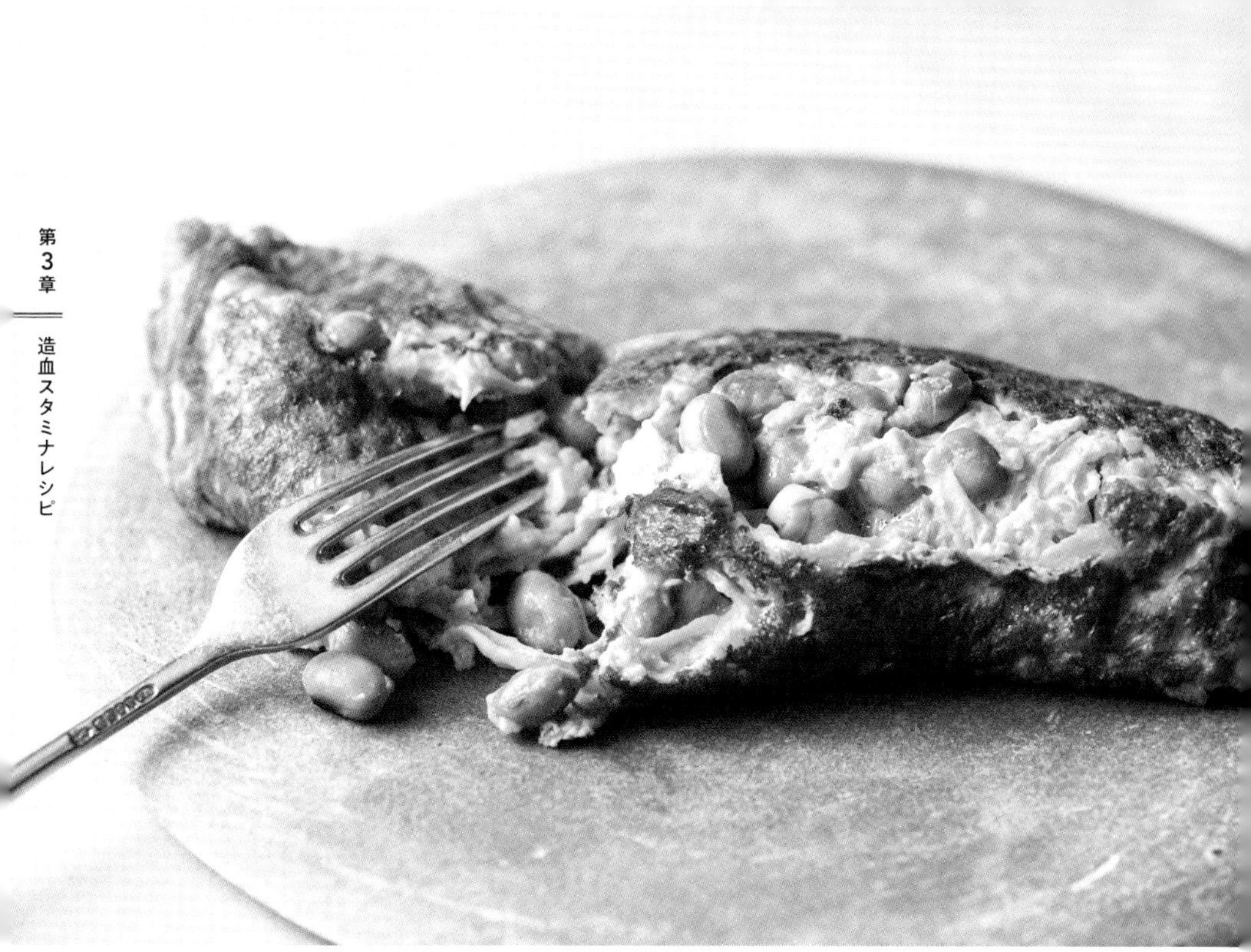

たんぱく質 身近な食材もひと工夫で造血レシピに

納豆オムレツ

納豆や卵には鉄分のほか、たんぱく質やビタミンB群がバランスよく含まれます。
切干大根を加えることで、食感も栄養価もプラスされます。

[材料] 2人分

納豆……40g
卵……2個
切干大根……10g
長ねぎ……20g▶小口切り
青のり……少々
納豆のたれ……1パック分
しょう油、みりん……各小さじ1
油……少々

[作り方]

1 切干大根は水で戻し、水気を切って刻む。
2 ボウルにすべてに材料を入れてよく混ぜる。
3 フライパンに油を熱し、2を流し入れ、弱火で焼く。卵が固まってきたら折り畳み、形を整えて、焼き上げる。

鉄分

鉄分豊富な豚ヒレ肉にハーブがマッチしたイタリア料理

豚ヒレ肉のサルティンボッカ

口の中に飛び込むという意味をもつ、イタリア料理。シンプルながら、鉄分豊富な豚ヒレ肉に生ハムの塩気とセージの香りが絶妙なハーモニーを生む、簡単肉料理です。

[材料] 2人分

豚ヒレ肉……50g×4個
生ハム……4枚
塩・こしょう……各少々
白ワイン……大さじ1
セージ……4枚
小麦粉……少々
油……少々

[作り方]

1 豚ヒレ肉はたたいて薄くのばす。塩、こしょうをし、ちぎったセージ、生ハムの順に重ねて、はみ出た部分は裏側へ折り返す。生ハムがはがれないように、包丁の背などで押さえ、薄く両面に小麦粉をまぶす。

2 フライパンに薄く油を敷き、1を生ハムの面を上にして焼く。裏に返し、白ワインを加えたら蓋をして、サッと蒸し焼きにする。

3 器に2を盛りつけ、フライパンに残ったソースをかけていただく。

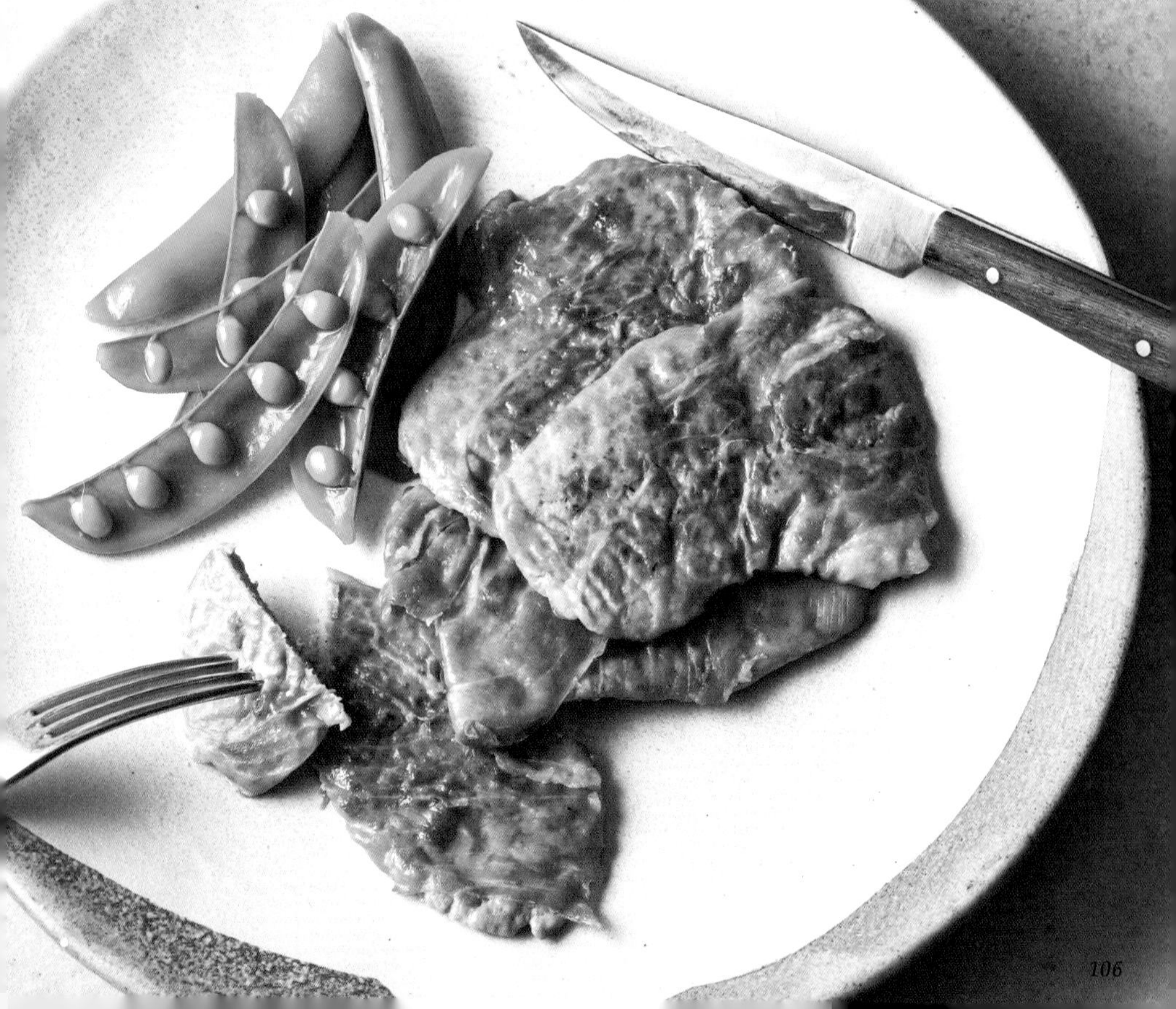

鉄分 ご飯にのせたり、パスタとあえてもおいしい！

あさりと野菜のグリーンボウル

あさりのうま味で、造血ビタミンが豊富な緑の濃い野菜をたっぷりといただけます。
旬の野菜でもお試しください。

［材料］２人分

あさり……16個
アスパラガス……４本
ブロッコリー……４個
いんげん……６本
クレソン……１束
スナップエンドウ……６さや
オリーブ油……適量
にんにく……小さじ2 ▶薄切り
白ワイン……大さじ1
塩……小さじ1

［作り方］

1 あさりは3％の塩水に１〜２時間漬けて、砂抜きをしておく。

2 ブロッコリーは小房に分け、スナップエンドウはすじをとってそれぞれ別にゆでる。アスパラガス、いんげんはゆでて斜め切りにする。クレソンは3㎝に切る。

3 フライパンにオリーブ油を熱し、にんにくを入れて炒める。香りが立ったら、あさり、白ワインを加えて蓋をして、蒸し焼きにする。

4 あさりの口が開いたら、**2**の野菜を加えてサッと炒め、塩で味を整え、器に盛る。

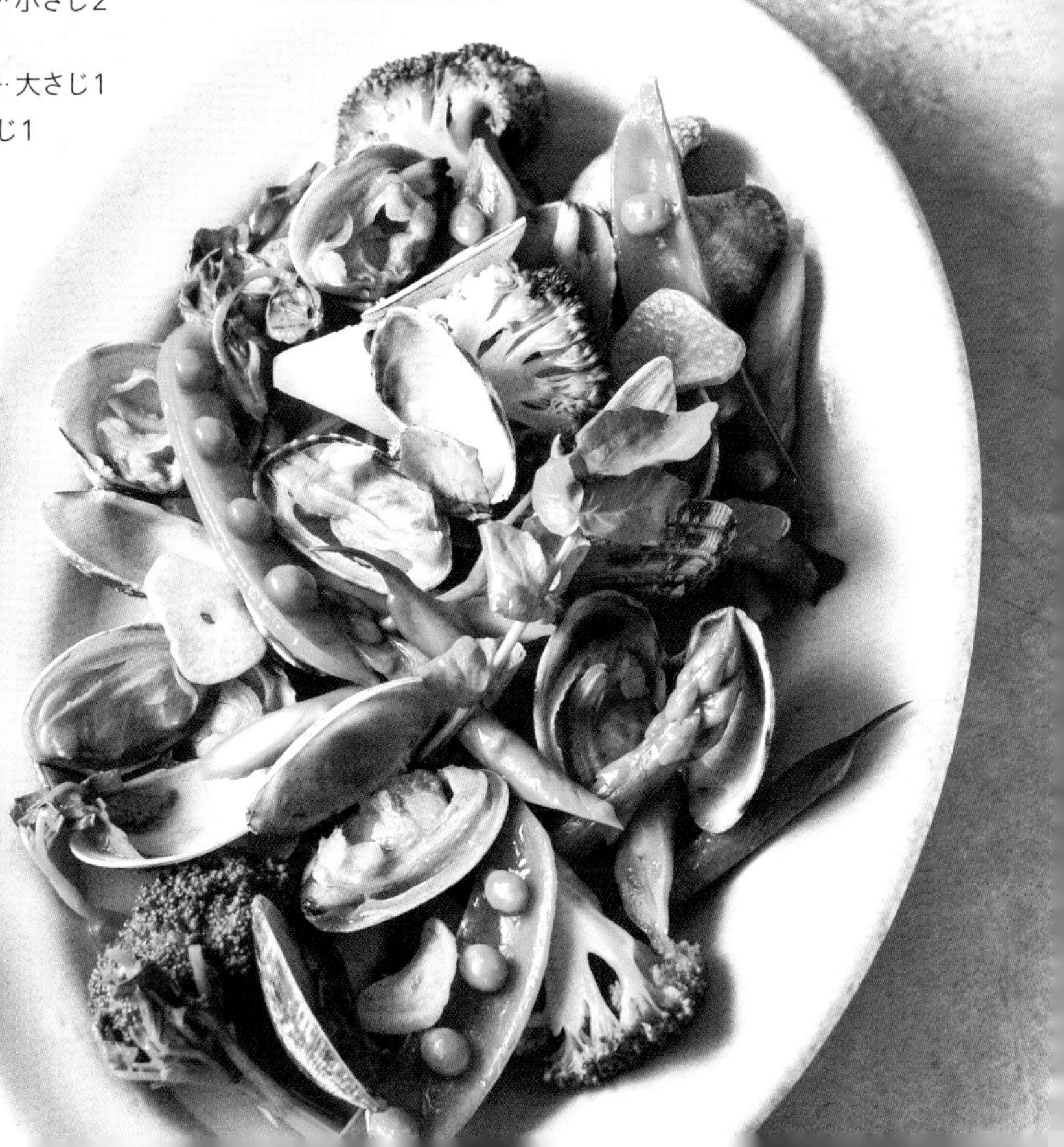

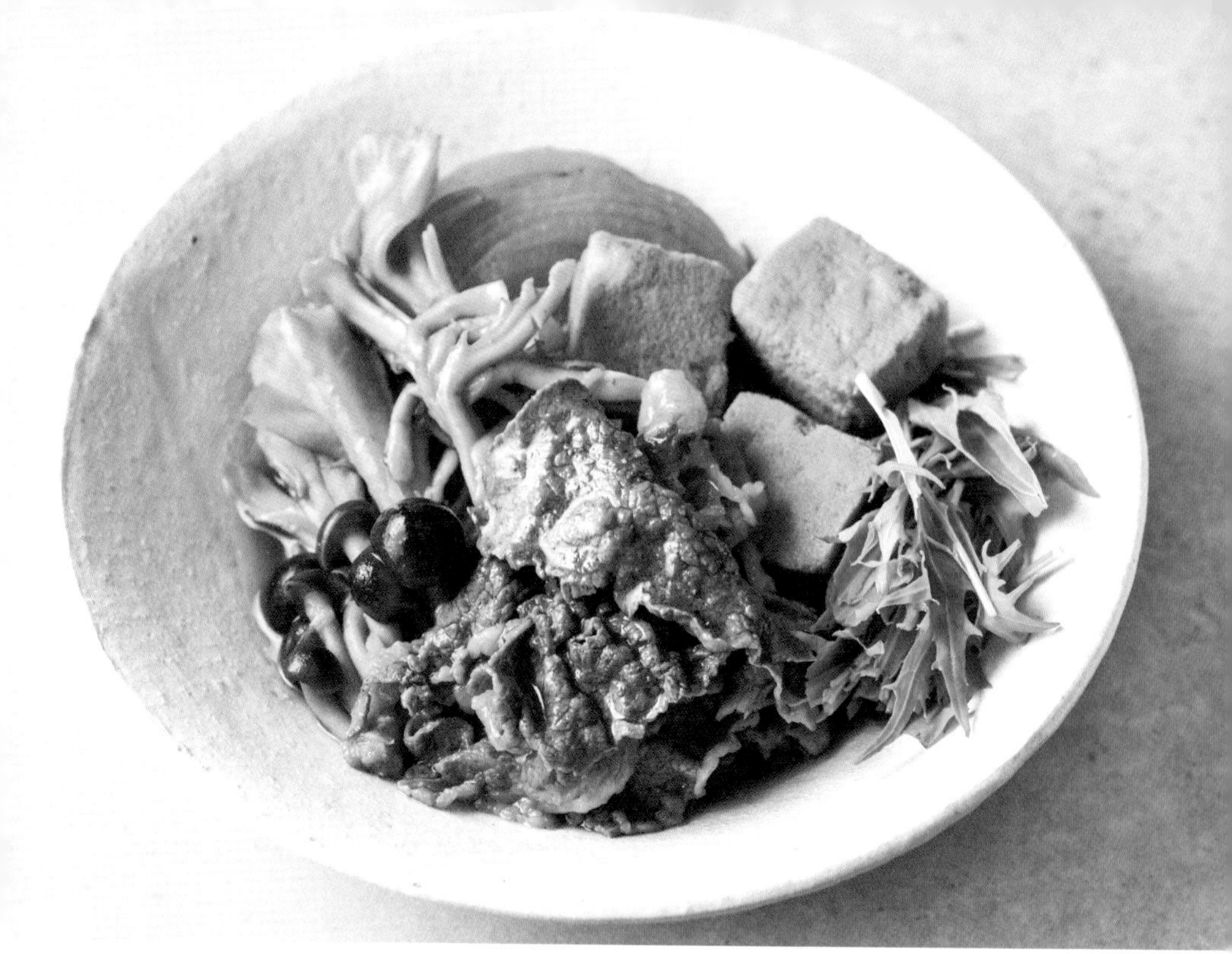

鉄分

高野豆腐は鉄分が豊富！

高野豆腐の肉豆腐

いつもの肉豆腐を高野豆腐に変えるだけで、造血強化レシピにバージョンアップ。
牛肉やきのこのうま味がしみ込んだ高野豆腐はぜひ試していただきたい一品です。

[材料] 2人分

牛肉切り落とし……100g
高野豆腐……1枚
玉ねぎ……1個
▶繊維に対して垂直に輪切り
しめじ、まいたけ……各50g
▶石突きを取りほぐす
水菜……40g▶3㎝長さに切る
A　みりん、酒、きび砂糖……各大さじ1
　　しょう油……大さじ1½
水……200㎖

[作り方]

1 高野豆腐は10分ほどお湯に漬けて戻し、水気を絞り、一口大に切る。

2 鍋に牛肉を入れて炒め、色が変わったら、玉ねぎ、きのこ、1を加え、水、Aを入れて15分ほど煮込む。

3 水菜を加えてサッと煮汁に絡ませ、器に盛る。

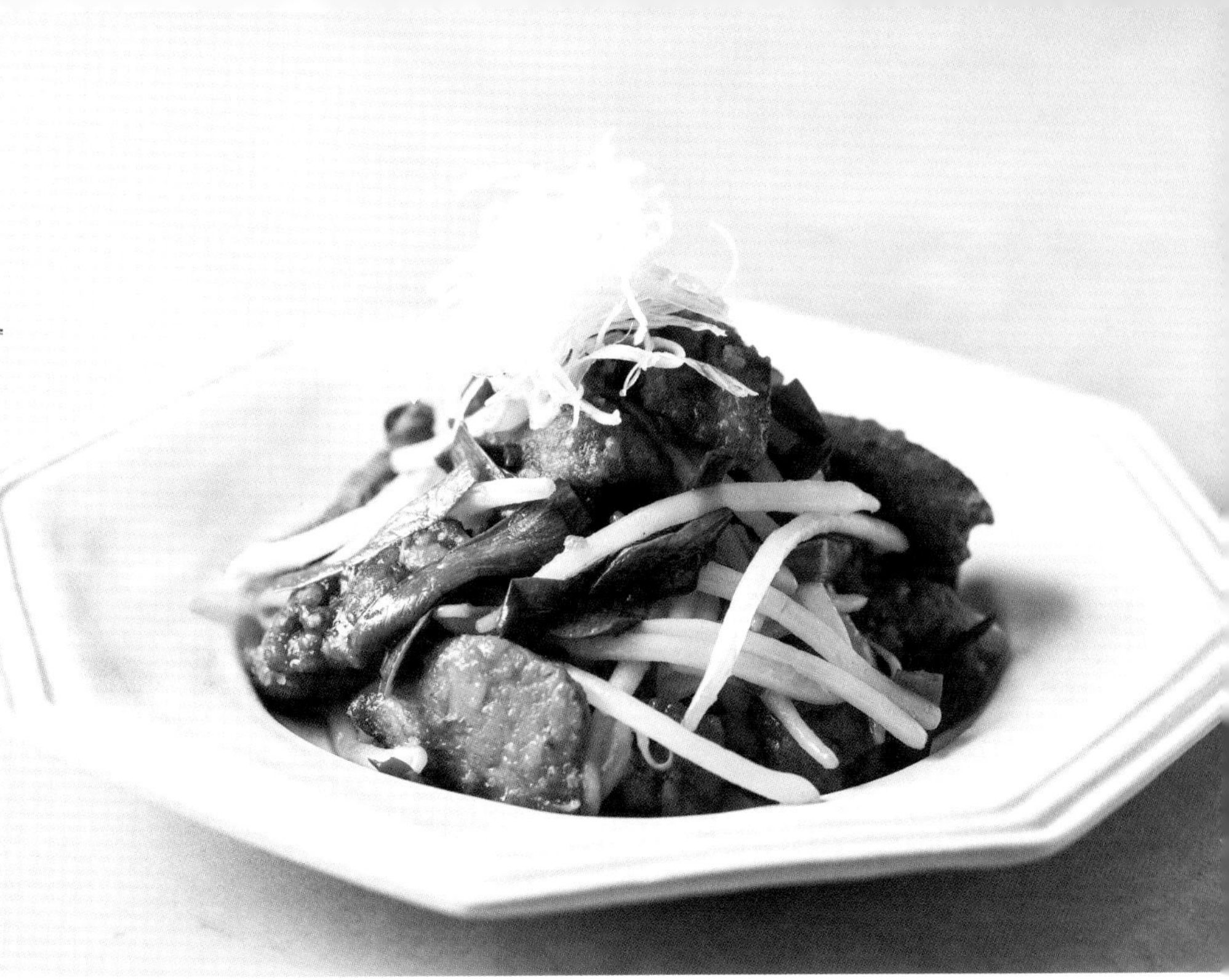

鉄分 王道スタミナレシピを食べやすく！

レバー竜田甘辛だれ

レバーが苦手な方にもおすすめしたい竜田揚げ。
もやしやニラと一緒に、仕上げにたれと絡めることで、栄養満点のレバーを食べやすくしました。

[材料] 2人分

鶏レバー……100g
牛乳……適量
A しょう油……大さじ2
A 酒……大さじ1
A にんにく（すりおろし）……小さじ½
ニラ……20g
もやし……80g
片栗粉……適量
油……適量
焼肉のたれ……大さじ2
いりごま……小さじ1
白髪ねぎ……3㎝分

[作り方]

1 鶏レバーはきれいに洗い、牛乳に漬け込み、臭みを抜いたら、20分ほど**A**に漬ける。ニラともやしはサッとゆでる。

2 キッチンペーパーでレバーの水気を取り、片栗粉をまぶし、油で揚げる。

3 揚げたレバー、ニラ、もやしを焼肉のたれであえ、白髪ねぎをのせる。

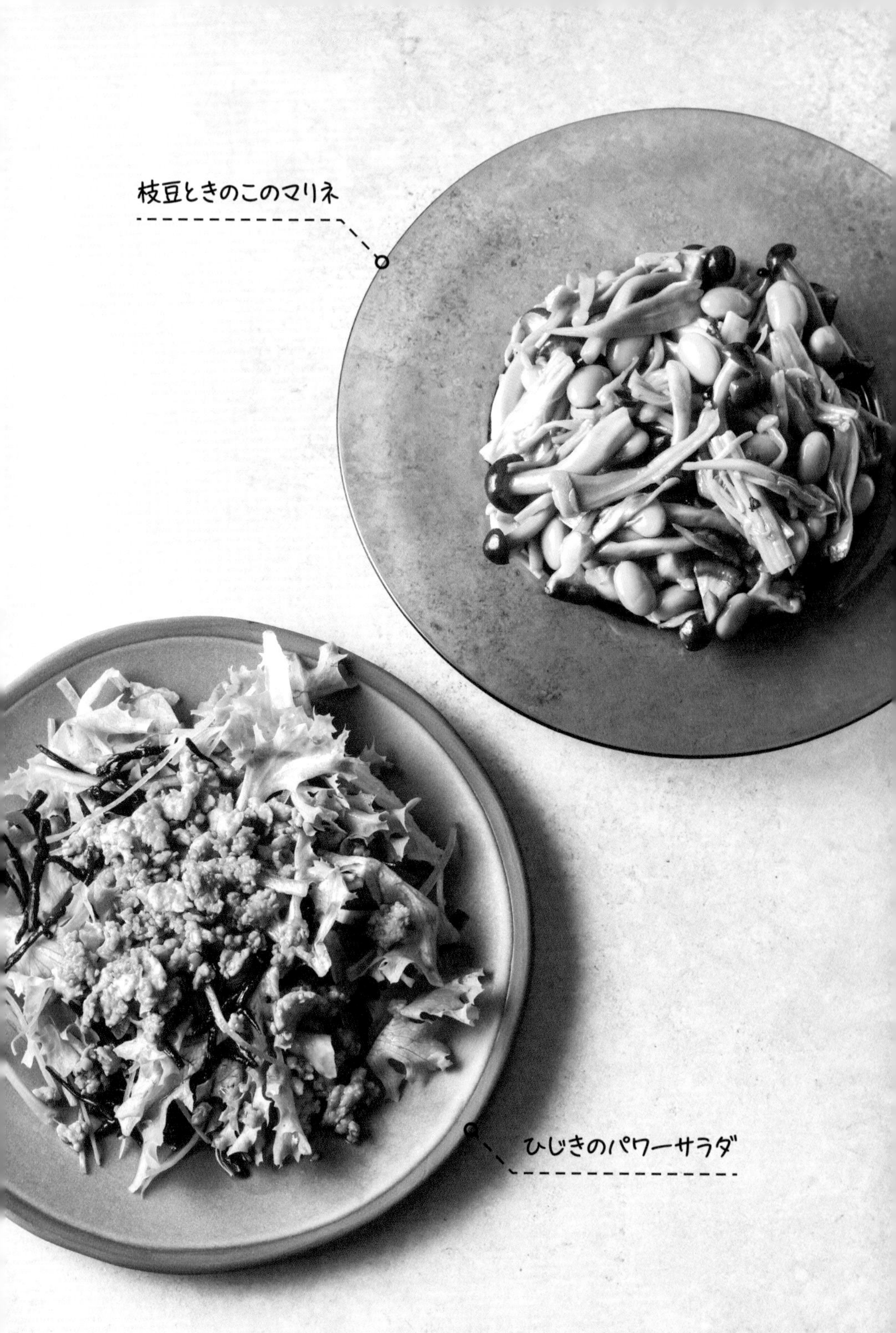
枝豆ときのこのマリネ
ひじきのパワーサラダ

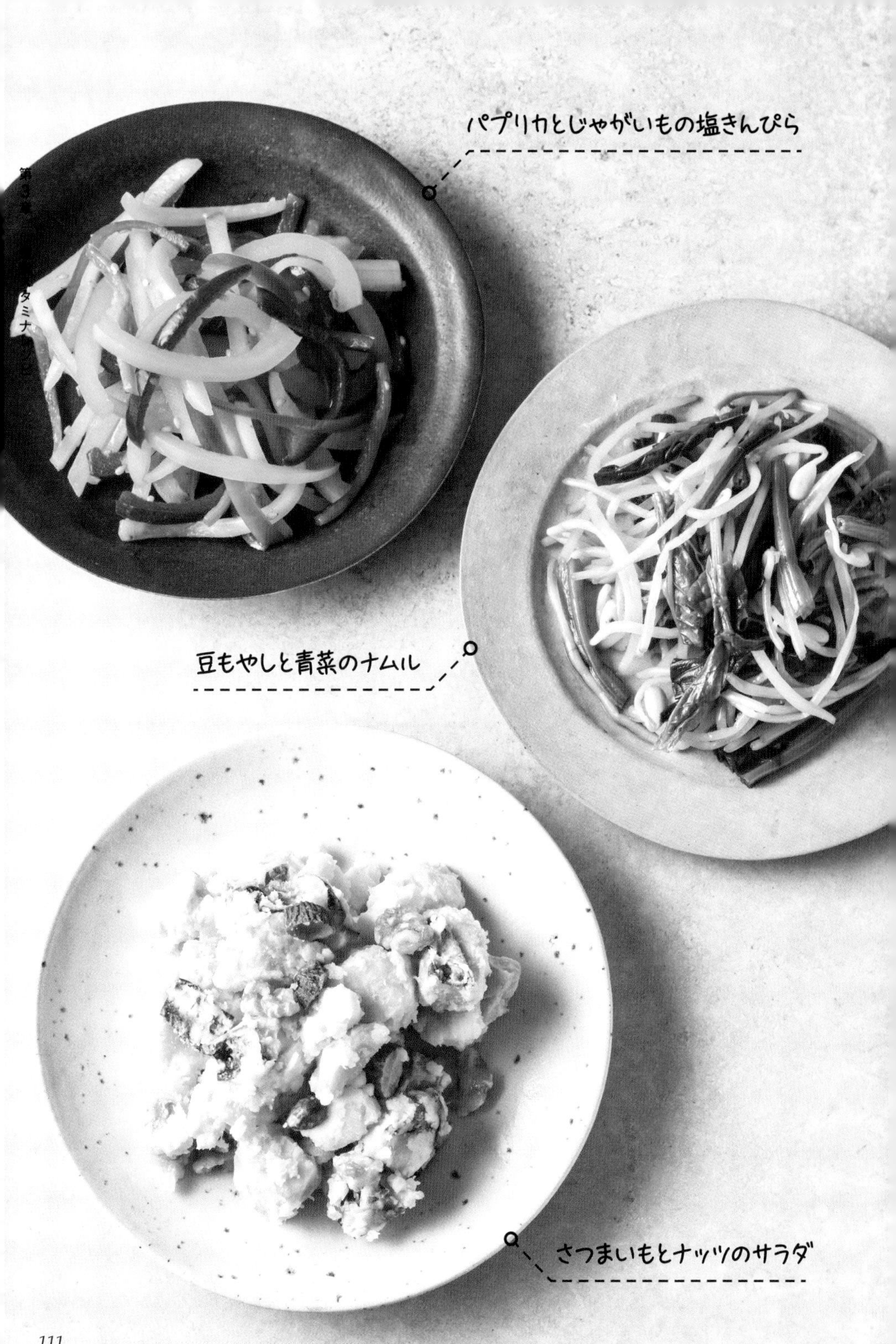
パプリカとじゃがいもの塩きんぴら
豆もやしと青菜のナムル
さつまいもとナッツのサラダ

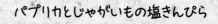

ビタミン ミネラル　いろんなきのこのうま味が凝縮した常備菜

枝豆ときのこのマリネ

塩とオリーブ油でマリネすればきのこも常備菜に。
枝豆、きのこには造血を促すビタミンB群が豊富。毎日少しずつでも摂りたい食材です。

［材料］2人分

しめじ……50g
エリンギ……30g
椎茸……30g
えのき……50g
舞茸……50g
枝豆（むき身）……20g
塩……小さじ½
オリーブ油……小さじ2
鷹の爪（小口切り）……少々

［作り方］

1 しめじ、えのき、舞茸は石づきを取り、ほぐす。椎茸は石づきを取り、6等分、エリンギは石づきを取り、縦半分に切って、斜め切りにする。枝豆はゆでて殻を外しておく。
2 フライパンを熱し、（油は引かずに）きのこ類を炒める。水分が出てくるまで炒めたら、唐辛子、塩を加える。
3 2をボウルに移し、枝豆、オリーブ油を加えて和える。30分〜1日寝かせる。

冷蔵保存で5日間可能。

ビタミン ミネラル　鉄分とカルシウム豊富なひじきはサラダで！

ひじきのパワーサラダ

酢じょう油で味付けした熱々のそぼろを、食前にかけていただくパワーサラダ。
ドレッシングのそぼろでたんぱく質も補えます。

［材料］2人分

芽ひじき……3g
こしょう……少々
レタス……40g▶一口大にちぎる
にんじん……15g▶千切り
ピーマン……20g▶千切り
鶏ひき肉……50g
長ねぎ……2g▶みじん切り
しょうが……2g▶みじん切り
にんにく……2g▶みじん切り
しょう油、酢……各大さじ1½
ごま油……小さじ½

［作り方］

1 ひじきは水で戻して、熱湯でゆでる。ざるにあけ、こしょうをふる。
2 ボウルにレタス、にんじん、ピーマン、ひじきを混ぜ合わせ、器に盛る。
3 フライパンに、長ねぎ、しょうが、にんにくを入れて、ごま油をたらし、炒める。香りが立ったら、鶏ひき肉を加えて炒める。
4 3の鶏ひき肉に火が通ったら、しょう油、酢を加えてひと煮立ちさせ、熱いうちに2にかける。

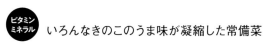

ビタミン ミネラル　鉄分の吸収を助けるビタミンCたっぷりのお惣菜

パプリカとじゃがいもの塩きんぴら

パプリカやピーマン、じゃがいもに含まれるビタミンCは加熱しても壊れにくい特長があり、
鉄分の吸収を高めます。彩り鮮やかでお弁当のおかずにもおすすめ。

[材料] 2人分

ピーマン……20g▶細切り
パプリカ（赤・黄）……各40g▶細切り
じゃがいも……100g▶細切り
A
- 塩……小さじ1/3
- みりん……大さじ1/2
- きび砂糖……小さじ1/2

唐辛子（輪切り）……少々
いりごま……少々

[作り方]

1. フライパンを熱し、ピーマン、パプリカ、じゃがいもを炒める。
2. しんなりとしてきたら、唐辛子、**A**を加えて水分がなくなるまで炒め、仕上げにごまをふる。

ビタミン ミネラル　血を作るビタミンや鉄分はこまめにとりましょう

豆もやしと青菜のナムル

豆もやしにはビタミンB群が多く、ほうれん草には非ヘム鉄が含まれます。
副菜としてメニューに加えることで、造血の働きを後押ししてくれます。

[材料] 2人分

ほうれん草……100g
豆もやし……100g
A
- しょう油……小さじ1
- 塩……小さじ1/2
- にんにく……1/4片
- ごま油……小さじ1

[作り方]

1. ほうれん草は沸騰しない程度の火加減の湯で、一株ずつゆで（茎を持って10秒、葉を入れて5～10秒）、冷水に取る。水気を絞り、3cm長さに切り、さらにしっかりと水気を切る。
2. 豆もやしはひげ根を取り、サッとゆでる。
3. ボウルに**A**を入れてよく混ぜ合わせ、**1**と**2**を和える。

冷蔵保存で3日間可能。

ビタミン
ミネラル

おいしくビタミンチャージしましょう

さつまいもとナッツのサラダ

さつまいもには鉄の吸収を助けるビタミンCが、ナッツには鉄分が含まれます。
さつまいものやさしい甘さにチーズの塩気がマッチし、ナッツの食感がアクセントになっています。

[材料] 2人分

さつまいも……150g▶1㎝角に切る
くるみ……2個▶粗く砕く
アーモンド……4個▶粗みじん切り
クリームチーズ……20g
牛乳……小さじ1
マヨネーズ……小さじ1
はちみつ……小さじ1
塩……少々

[作り方]

1 さつまいもは10〜15分蒸す。クリームチーズは室温に戻す。

2 ボウルにクリームチーズを入れてゴムベラでのばす。牛乳、マヨネーズ、はちみつ、塩を加えてよく混ぜ合わせる。

3 **2**に**1**のさつまいもとくるみ、アーモンドを加えて和える。

冷蔵保存で3日間可能。

貧血が気になるときのポイント

貧血は赤血球のトラブルが大きな原因となります。赤血球は鉄分のほかにたんぱく質、ビタミンB群から作られているため、アサイーを利用しつつ、質のよい赤血球を増やすための食事を心がけましょう。

それぞれの栄養素の働き

○鉄分＝赤血球の色素成分になる
○たんぱく質＝赤血球を形作る
○ビタミンC＝鉄分の吸収率を高める
○ビタミンB_6＝赤血球のヘモグロビンの合成
○ビタミンB_{12}、葉酸＝血液の生成に役立つ

摂り方

○動物性食品（レバー、赤身肉など）のヘム鉄と植物性食品（ひじき、高野豆腐など）の非ヘム鉄を組み合わせて摂ると吸収率がアップします。
○鉄分は吸収しにくい栄養素なので、食事ごとにこまめに摂取しましょう。

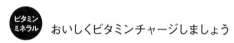

第４章

トップアスリートも
アサイーで実践！
パフォーマンスＵＰ報告

アサイーを当たり前に摂る習慣が、プロ選手の夢を実現する近道

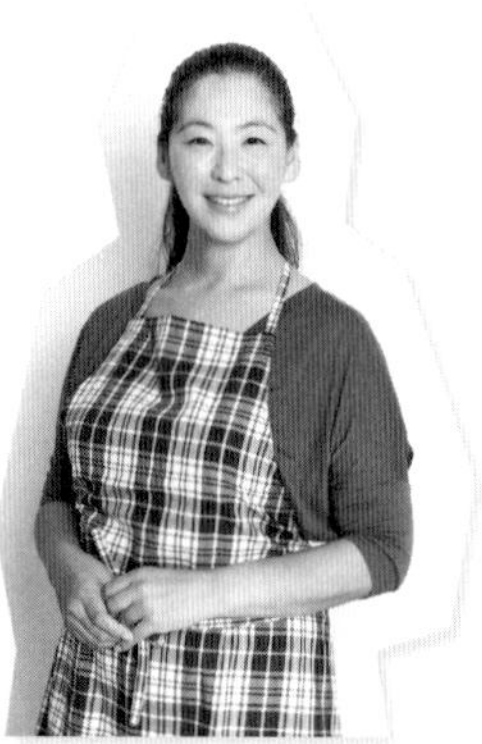

横浜F・マリノス栄養アドバイザー
新生《しんじょう》 暁子《ときこ》

管理栄養士。博士(スポーツ健康科学)。公認スポーツ栄養士。マラソンの高橋尚子氏率いる「チームQ」に栄養・調理担当として参加するほか、社会人ラグビーや大学ラグビーなどのアスリートへの栄養・食事のサポート。現在は横浜F・マリノスの栄養指導もしている。

サッカーは走る能力に身体の強さも必要な競技

２０１９年の明治安田生命Ｊ１リーグで、15年ぶりに横浜Ｆ・マリノスが優勝しました。こんな記念すべき年に横浜Ｆ・マリノスの選手たちを、食の面からサポートできたのは、私にとっても幸せなことです。

これまでに「スポーツに関わる人の栄養」に注目してきた私は、マラソンの高橋尚子さんが率いる『チームＱ』をはじめ、社会人ラグビー、大学ラグビーなどのクラブで管理栄養士として活動をしてきました。

そんな経験を経て、プロサッカーのクラブチームで食のサポートをする機会をいただき、サッカーが想像を超えたハードな競技であることに、まず驚いてしまいました。ボールを蹴りながら走る能力、試合の状況を判断して広いピッチを走り続ける持久力、さらに、人と人がぶつかる激しいコンタクトに耐える身体の強さも、サッカー選手には求められます。

いくら食べて栄養を摂取しても、それ以上の運動量でエネルギーを消費し、身体を酷使している選手たちには、栄養補給が間に合いません。しかも、Ｊリーグは１週間に２試合こなさなければならない時もあり、また、シーズンオフも短いですから、酷使した身体を回復する時間も少ないのです。回復力はもとより、酷使に耐えられる身体を作っておくことが重要だと考えて、その方法の一つとして選手にはアサイーを摂る習慣をつけてもらうことにしました。

自己管理ができているプロへのサポートとは?!

横浜Ｆ・マリノスは、サッカーのクラブチームの中でも、食に対する意識が高く、これまでも選手たちには「アサイープレス・ベーシック」が提供されていました。昨年からは、新たに「アサイーピューレ」と「アサイーフリーズドライパウダー」の導入を追加してもらいました。

私は管理栄養士という立場から、選手たちの口に入るもの全般をサポートしています。具体的には、チームから提供されるレストランの食事、合宿や遠征地の食事の調

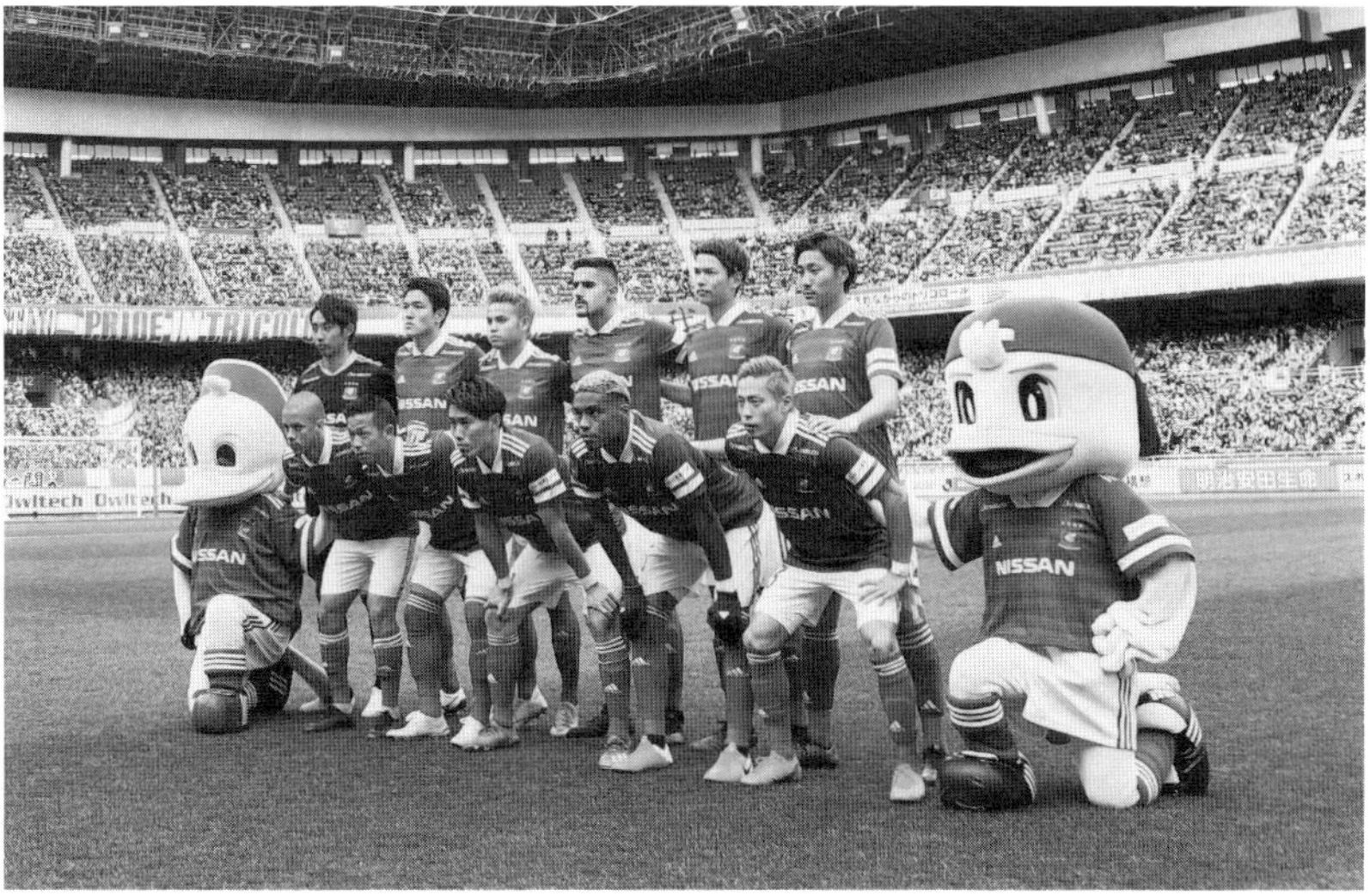

整のほか、選手ごとの体組成、血液の検査データをチェックして、気になる選手がいれば個別にアドバイスをしたり、選手からの個人的な栄養相談のサポートをしたりするのが仕事です。

プロになるレベルの能力を持つ選手というのは、その世界のピラミッドの頂点にいる人たちなので、自分の身体との対話を繰り返し、身体のメンテナンスを含めて現在のポジションをつかんでいます。食事面においても、しっかり管理ができている合格レベルです。

その上で、プロのスポーツ選手に食のサポートをするというのは、すでに管理されているレベルをベースとして、「もっと勝ちたい」「優勝したい」「次のステージに行きたい」といった個人の目標を積み上げたレベルへの到達を求められます。

もっと強くなりたいという貪欲な要求に対して、血液検査の数値だけではわからないこともあります。たとえば、貯蔵鉄であるフェリチン値が低いのは、単純に体内の鉄分が不足しているだけでなく、身体を酷使しているせいで不足している場合があることを理解してもらうこと。選手自身では気づかないことを、食の面から支えて、具体的な改善方法を考えていくのが、管理栄養士の仕事です。

意識付けと継続の環境作りを実現！

スポーツ選手にとって、血液は最重要のデータです。チームでも3ヵ月ごとに血液検査をして、そのデータをメディカルチームで検討し、個々の選手ごとに必要な対策を講じていきます。私もメディカルスタッフの一人として、栄養面から改善できることを積極的に提案、実践しています。

特に、血液の材料となる鉄分の摂取については、私自身が最も力を入れているポイントですから、アサイーやレバーなどの鉄分を含む食材の活用はもとより、たんぱく質やビタミンCも併せて摂れるレシピ構成が重要になります。

その上で、アサイージュースやピューレに期待しているのは、その継続性。鉄分を補給するために「レバーを食べなさい」といっても、毎日食べるとなると難しいですが、アサイー果汁であれば無理なく飲んでもらえるでしょう。

フェリチン値の改善には時間がかかりますから、継続して鉄分を補給できなくては意味がありません。大切なことは「意識付け」と「継続的に摂ってもらう環境作り」。

現在は、ジムにアサイーのベーシックを常備してあります。飲むタイミングは選手にまかせていますが、トレーニング後に飲んでいる選手が多いようです。

レストランはビッフェスタイルなので、ヨーグルトの横に必ずアサイーのピューレを置くようにしています。

「同じ場所に、いつもアサイーがある環境」を整えたら、次は意識付けです。私は、アサイーの横で効果功能を説明したり、栄養についてのメモを用意したりというおすすめ係。

いくら選手の身体作りに貢献するといっても、これまでになじみのない食材については、無意識の抵抗があるのでしょう。私の願い通りに、選手が自然にアサイーを手に取るようになってくれるまでには、かなりの時間がかかりました。

さらに、アサイーを摂るスパンが空いたり、オフになったりする場合には、日持ちのするパウダーを選手にすすめています。家庭でも、ココアや、プロテインシェイクに入れたり。毎日の積み重ねこそが大切です。

10年前から続く、私のアサイー愛！

アサイーパウダーについては、血液検査の数値が気になった選手には、個別ですすめることもあります。

実際にアサイーを意識して摂ってもらうことで、フェリチン値は改善傾向がみられますから、それが選手のモチベーションアップにもつながっていくようです。

一方で、さまざまなサプリメントを利用している選手には、まずは、食事から摂取することの重要性を伝え、その上で、何をどのタイミングで摂るかという判断をします。その場合、摂る必要のないものはそぎ落とし、本当に必要なものは何かということを決めています。

私が選手にアサイーをすすめるのは、私自身が熱烈なアサイーファンであることが大きいかもしれません。10年以上も前にハワイで食べたアサイーボウルのおいしさが忘れられず、日本では簡単に手に入れることができなかったので、輸入会社からオンラインで購入したほどです。ピューレをヨーグルトに入れたり、シャリシャリした冷凍のピューレの食感を楽しむために、はちみつ、シリアル、フルーツをプラスしたり。現在でも、自分の食卓にアサイーを欠かしたことはありません。自分がおいしいと思って、しかも機能性が証明されているのであれば、おすすめ係としても大いに自信が持てますから。

デンバーの高地生活で造血作用を実感

また、アスリートにとっては、持久力は強さに直結します。持久力を高める要素としては、血液量や造血作用が必須ですから、鉄分のアプローチをしっかりと行い、造血できる身体、造血しやすい身体に切り替えていくのが重要です。持久力をさらにアップさせるには、高地トレーニングも、1つの方法だと考えられています。

私自身も、『チームQ』に在籍した当時、高橋尚子さんに同行して米国コロラド州の州都デンバーで半年間生活したことがあります。デンバーは、標高1マイル（1600m）にあるところから、「マイル・ハイ・シティ」と呼ばれているような高地。空気が薄いので、最初のうちは脳も酸欠状態になり生活をするだけでもフラフラになるほどでした。慣れていない人間が無謀にも運動などをしようものなら、高山病による発熱でダウン。これは、私の痛恨の体験なのですが、それでも次第に体が環境に順応するようになって、普通に生活ができるようになります。

そして半年後、日本に帰ってきた瞬間に「こんなに身体が楽なことってない！」と。

高地にいたことではからずも造血して、体内の酸素供給力が上がったせいで身体が軽いのです。その勢いで、マラソン経験ゼロであった私が生まれてはじめてのマラソンに挑戦しました。

「これなら走れる！」という自分の体感の通りに、フルマラソンの距離を完走。**「身体に酸素が十分にあると、身体ってこんなに軽い、思うように動かせる」ことを、身をもって経験することができたのです。**

長時間のパフォーマンスを維持できる能力は、選手であれば誰もが手に入れたいものですし、その能力をどれだけ高められるかがアスリートには重要でしょう。過酷な高地トレーニングをしても手に入れたい身体の造血機能を、アサイーで手に入れることができるのであれば、こんなに素敵なことはありません。

選手の夢の後押しにアサイーを役立てたい

横浜F・マリノスでは、ドクターを含めたメディカルチーム全員が「貧血」について、特別な注意を向けています。私も血液検査のデータが出たら、鉄関連の値をまずチェック。鉄関連の値については、できるだけ早いタイミングで対策をしていくのがチームの方針です。

アスリート特有の貧血には、血液を作る材料が不足する鉄欠乏性貧血、血液の産生が破壊に追いつかない溶血性貧血がありますが、走って、蹴って、コンタクトするサッカー選手の場合には、どちらの貧血のリスクもあるはずです。

また、**「貧血という病態」であるのか、「貧血になるような環境」にいるのかという線引きもあります。食や体調を手厚くサポートされている選手の場合には、あきらかな貧血症状ではなく、過度なエネルギー消費や発汗のせいで多くの成分が失われて、造血に必要な材料を補っても間に合わない場合があります。**

特に、シーズン最盛期ともなると、遠征が重なり、疲労の蓄積もかなりのものになります。試合中や練習中にコンタクトがあれば、ケガや出血もあります。内臓の受けるダメージも相当なものですから、いくら気をつけても、それ以上に身体を傷めつけることの繰り返し。使ったものをなるべく短期間で補給し、損傷した筋肉や内臓についてもケアを尽くし、できるだけクリアな状態に戻していくことが最優先の課題となります。

そうした対策を行った上で、それでもずっとフェリチン値などが低いままなら、改めて貧血の対策を講じなくてはなりません。メディカルチームのスタッフは、個々のプロの目線から選手一人一人の検査データの推移をチェックして、多角的なサポートに努めています。

プロサッカーのクラブチームは、選手の移籍が多い世界です。新たにメンバーになった選手にも、アサイーの造血作用を伝えていくのも、私の役目の一つ。長いシーズンを無事に乗りきり、選手の夢を後押しできる環境を作るために、これからも積極的にアサイーを活用していきたいと考えています。

5%の有酸素能力の差が、勝負の余裕を生むプロの世界

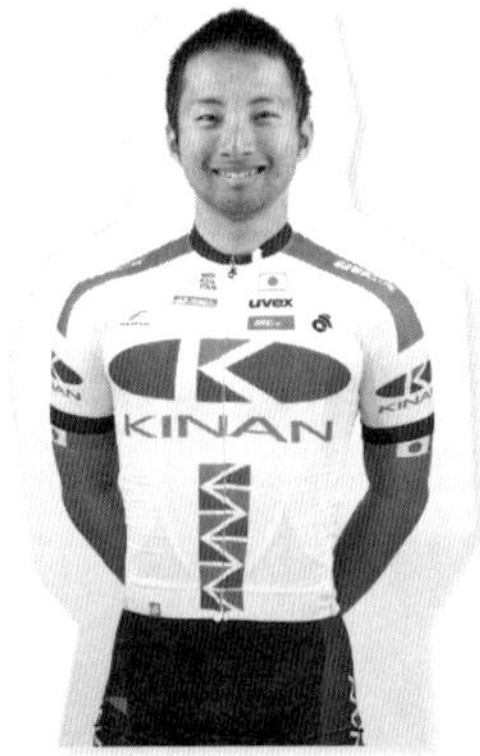

プロロードレーサー

山本《やまもと》 元喜《げんき》

2018年のロードレース日本チャンピオン。2017年よりKINAN Cycling Team所属。ジュニア時代から数々の勝利を収め、鹿屋体育大学時代の2010年には、大学生として初となるツール・ド・北海道ステージ優勝。2016年にはジロ・デ・イタリア完走。著書に『僕のジロ・デ・イタリア』(東京書籍)がある。

２０１６年にジロ・デ・イタリアを完走！

自転車競技の中でも、タイムを競うトラックレースと違い、ロードレースは着順を競い、勝ち方にこだわります。そんな自転車ロードレースの頂点となるのが、フランスの「ツール・ド・フランス」、スペインの「ブエルタ・ア・エスパーニャ」、そして、通称ジロといわれるイタリアの「ジロ・デ・イタリア」。ヨーロッパで行われる三大大会の総称をグランツールといいます。

グランツールは、およそ3週間で、３０００km以上を走破する長距離レースです。1日に1ステージのレースは、平地の公道あり山岳地の峠道あり。さまざまなコースステージの組み合わせで構成されており、連日のレースの合計で個人総合優勝を決定します。個人総合優勝以外にも、ポイント賞、山岳賞、敢闘賞、新人賞、チーム総合といった特別賞が設けられています。

僕は、２０１５年にイタリアのプロコンチネンタルチーム「NIPPO Vini Fantini」（当時）に所属し、翌２０１６年にはジロ・デ・イタリアを完走しました。これは、日本人史上5人目となる記録です。さらに、アルプス山脈を越え、地中海沿いを走る3週間のジロの戦いの中で、毎日、選手の様子や大会の裏側をブログで発信していきました。このブログは、後に『僕のジロ・デ・イタリア』（東京書籍）というタイトルで1冊の本になっています。

ブログは現在も続けていて、レースやトレーニングの様子、サプリメントについての情報も発信中。アサイーについても、運動をする身体に必要な機能成分などをアスリート目線で伝えています。

チームワークや駆け引きもレースの醍醐味

グランツールを最高のステージとする自転車ロードレースには、1日だけで勝敗を競うレースもありますが、多くは長期間のチーム戦です。国際大会になると、それぞれの所属チームから招集された選手がチームを組むことになります。

チーム編成は、最終的に勝つことが求められるエース選手を中心に、エースを守っ

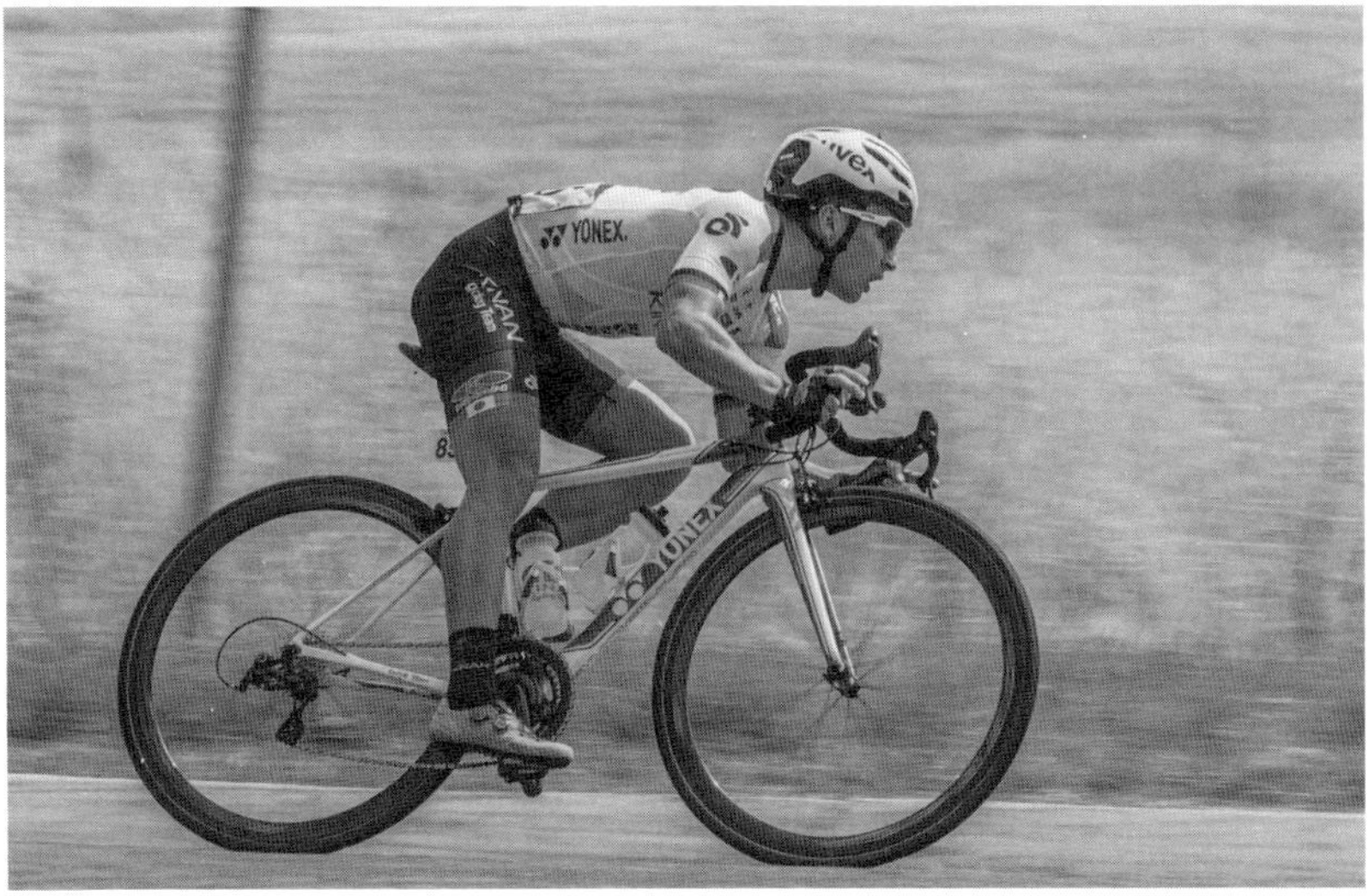

©KINAN Cycling Team/Shunnsuke FUKUMITSU

て戦うアシストメンバーで構成され、監督の指示のもとで戦う総力戦。1週間も続くようなレースの場合には、レース全体を通しての戦術がなによりも重要になります。アシストにまわる選手は、個人的な順位は下位であっても、チームへの貢献度や個々の役割に応じた戦い方を評価されますし、ポイント賞や山岳賞などを獲得することで実績を重ねていきます。

実際のところ、走る力だけでは勝負が決まらないというのが、ロードレースの面白さ。そこには、チームワークがあったり、選手同士の駆け引きがあったり。どんどん変化するレースの状況を読み、時速40キロで走りながら、相手選手に話しかけることもあれば、あえて苦しそうな表情をしたりすることも戦術のうち。相手の思惑をうまく利用して、自分のアドバンテージを稼げるような動きを繰り返していく心理戦もまた、この競技の見どころです。

アシストを務めながらエースを狙え！

ロードレースは、チーム全員が力を合わせて戦う競技なので、自分が思い通りに走れたからといって必ずしも勝てるわけではありません。

その一方で、個人の能力が上がれば、チーム全体の能力も上がって勝負ができるようになります。個々の選手の能力が高ければ、やはりチーム全体の能力は確実に高くなるのです。

その中で、選手の誰もがエースを目指し、そのステップとしてアシストを経験しながら力をつけていきます。そして、エースが不調のときや、レース展開の中で自分が勝てる位置にいれば、エースとアシストが役割を交代することも珍しくはありません。そうでなければ、チームとして勝つことができません。

実績や技術はもとより運もあります。

運が向いてきたときに、それをつかめるかどうか。チャンスをつかむために、選手は日々のトレーニングに努めることになります。

自転車のトレーニングは数字で管理

大きなレースで招集された場合は、合同チームのトレーニングメニューに準じていますが、通常は所属チームでトレーニングをしています。そんなプロの自転車ロードレーサーの一日は、自転車に乗っているか、休んでいるかのどちらかだと思ってください。

休んでいるといっても、それは身体の回復には重要な時間です。睡眠やマッサージなども含めて、トレーニングで酷使した身体を十分に回復しておくことが、翌日も過酷なトレーニングをこなす基本です。

自転車の練習そのものは、毎日3～4時間ほど。あまり知られていないことですが、自転車の練習はサイクルコンピューターが出した数字で管理するのが一般的です。サイクルコンピューターによって、走行距離、走行時間、ペダルを回したときに発生したパワー（ワット）などが算出されます。

僕の場合には、トレーニングについては外部コーチに依頼しているので、コーチが用意したトレーニングメニューをこなし、サイクルコンピューターによる数字をコーチと共有していきます。

そして、レースが近くなると、基本メニューに加えて、次のレースコースを想定した練習を追加して行います。たとえば、次のコースに上りが多ければ、上りの練習を強化するといった感じ。元来が理系である自分にとっては、コンピューターの数字によるトレーニング管理は、案外と性に合っているのかもしれません。

普通に上がる限界のヘマトクリット値

２０１８年には、全日本選手権エリートロードレースで勝つことができましたが、自分の持ち味はラスト３㎞から逃げきるパターン。これは高校生のときから変わりません。

持久力勝負になれば勝ち目がありますから、自分にとって最も重要なのは、身体に酸素を取り込む有酸素能力です。

アサイーを飲むようになったのは、２０１９年のはじめからですが、有酸素能力の指標となるヘマトクリット値が上昇したことが一番の驚きでした。

ヘマトクリット値とは、血液中の血球の割合を見る指標で赤血球数と相関します。赤血球の仕事は体内の組織への酸素の運搬ですから、**ヘマトクリット値が高いほど酸素運搬能力が高いということ。つまり、持久力を示す数値です。**

これまでのヘマトクリット値は47％でしたが、アサイーを飲み出してからは50％になりました。ヘマトクリット値の基準は、成人男性で40～50％ですから、普通に生活をしていて上がるＭＡＸの数値。これ以上になるとドーピングの範疇になるレベルです。

わずか数％のヘマトクリット値の上昇のように思われますが、選手がトレーニングをする中で、特別な方法を用いない限り、この数値を上げるにはかなり苦労します。

高地トレーニングにはリスクもある！

ヘマトクリット値を上げるための特別な方法とは、酸素の薄い高地や低酸素室でトレーニングをすること。身体は低酸素状態になることで、少しでも多くの酸素を取り込むために造血ホルモンを分泌して、赤血球を増やすように働きます。

ただ、そのためには最低２週間は高地に滞在しなくてはならないので、連続してレースを行うスケジュールを考えると、あまり現実的な方法とは思えません。それ以外にも、低酸素の高地は、ロードレースのような強度の高いトレーニングをするには不向きなのです。

そこで、強度の高いトレーニングは低地（トレーニングロウ）で、睡眠などの生活は高地（リビングハイ）で行って、身体を低酸素に順応させようと考えられたのが、低酸素室を使ったトレーニングです。

確かに、低酸素室であれば、「トレーニングロウ・リビングハイ」を実現できるのですが、睡眠中も低酸素であるということは、身体の回復力を下げることになります。競技種目によっても、選手の考え方によっても違いますが、自転車競技の特性を考えたときに、高地トレーニングや低酸素室には、かなりのリスクもあるということです。

さらに、高地で得た能力も、高地から降りて1ヵ月もすればもとに戻ってしまいます。自転車界では、成績のいいコロンビア人選手が、ヨーロッパに移住したとたんにガクリと成績が落ちるようなケースが珍しくありません。彼らは、高地のコロンビアに住んでいて、スポット的に平地のヨーロッパのレースに出場すれば勝てるのですが、ヨーロッパに移住することで、高地で得た能力が下がってしまうのと同じこと。能力を維持するためには、ずっと高地で生活することが不可欠ということでしょう。

上がった持久力に対応できる筋力が必要

この視点から考えると、**アサイーを飲んでヘマトクリット値が上昇するのであれば、高地トレーニングや低酸素室のリスクをとらずに、効果だけを狙えるということになります。**自分のケースでは、ヘマトクリット値が47％から50％に上った期間には、高地トレーニングや低酸素室トレーニングはやっていませんから、それならアサイーの効果に違いないと納得するわけです。

そして、アサイーを飲み続ける意味もここにあると考えています。そもそも身体の細胞や血液は1ヵ月単位で生まれ変わりますから、造血作用のあるホルモンが分泌されなければ、ヘマトクリット値が上がるような作用が生まれてくるはずもありません。その作用を維持するためには、造血作用のあるホルモンの分泌を促し続け、ヘマトクリット値の上昇を維持することが肝心です。

とはいえ、ヘマトクリット値の上昇で酸素供給量が増え、持久力がついたらOKというわけでもありません。上がった持久力に、筋力などのほかの能力が追いつかなければ、単にヘマトクリット値が上がっただけのこと。**持久力に筋力が追いつくには、3ヵ月はかかるといわれています。**

そのためには、アサイーによってアップした身体の有酸素能力に対応できるように、トレーニング強度を上げて筋力をつけなくてはなりません。ゆっくりと着実に全体の能力を底上げしていく段階に入ります。

ですから、持久力が上がったことで体感的にラクになったかといえば、決してそうともいえないのがプロの世界。身体が耐えられる範囲までに持久力が上がったのなら、それに合わせてトレーニング強度も上げていかなくてはなりません。

5%の余裕がレースの勝敗を分ける

現在のところ、自分のヘマトクリット値は50%を維持しています。酸素を取り込む能力が上がっても体感としてはラクにならないといいましたが、50%の数値を見ることは精神的なアドバンテージにはなります。

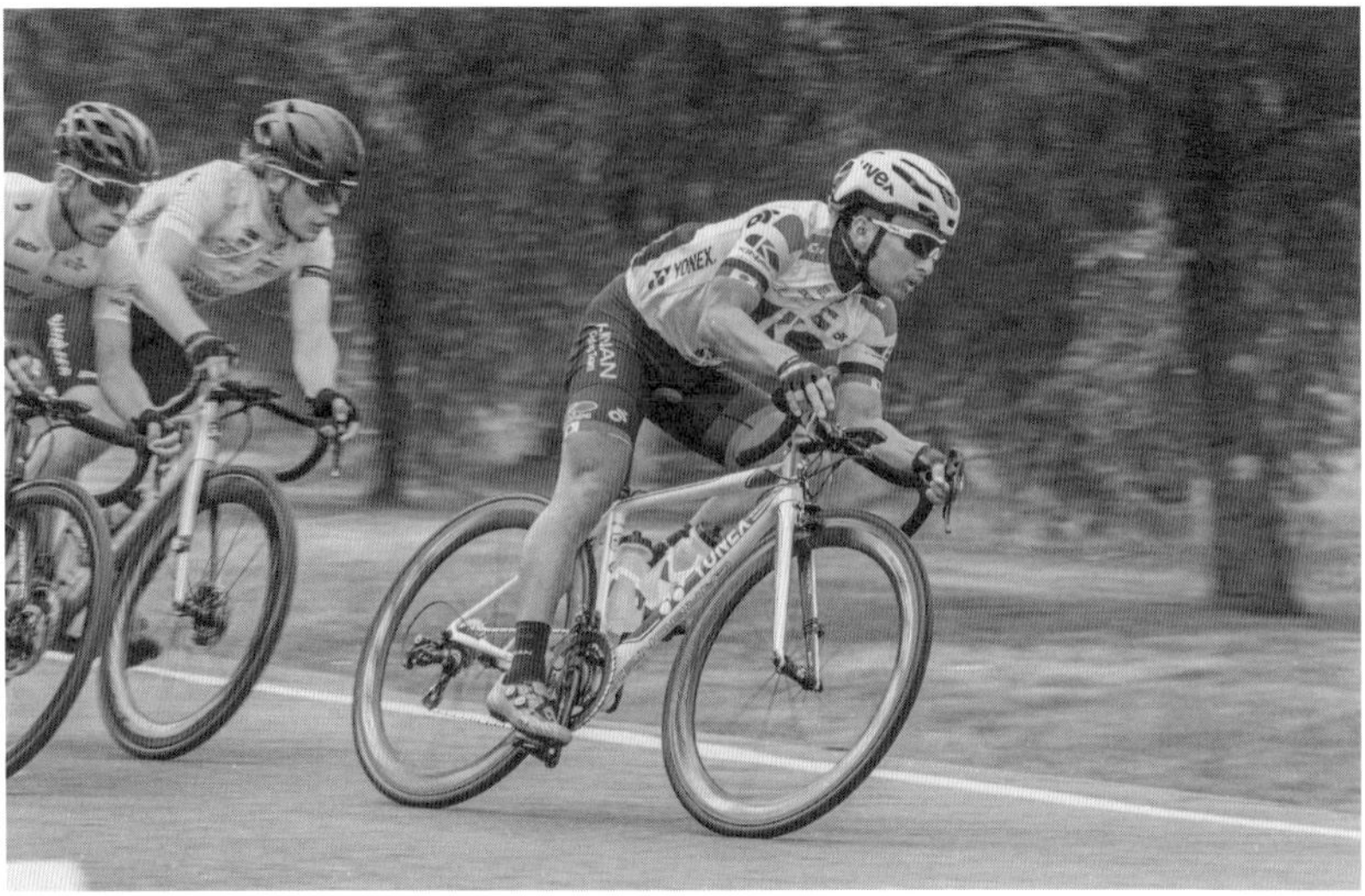

©KINAN Cycling Team/Shunnsuke FUKUMITSU

具体的にいえば、レースを走りながら「いけるはず！」と確信して、実行できる選択肢が増えること。いつもであれば70％レベルと感じるしんどさが、65％レベルのしんどさと感じられれば、そこには5％の余裕が生まれます。

いままでと同じことをしていても、「最後には少しの差が生まれる」「最後に勝ちきれる力が残っている」と思えること。**プロの世界では、この「少し」や「5％の余裕」が重要で、結果としてすごい差が生まれることになります。**

また、僕の場合は、レースで仕掛けて、さらにもう一度それを繰り返すまでのインターバル時間が短くなったことでも、有酸素能力の向上を実感しています。ところが逆に、それができるせいで、やり過ぎて失速することもあるのです。レースでは、体調がいいときほど、要注意。コンディションが絶好調なときは、自分でもわかりますから、レースではつい仕掛けすぎてしまいます。勝つためには、自分の能力をMAXまで高め、その成果を感じていても、慢心せずに心身をコントロールする冷静さや判断力も身につけなくてはならないのです。

機能性だけでなく、「味」も実力のうち

アサイーは、朝食と一緒に飲んでいます。以前は、練習後に飲んでいましたが、練習の時間が日によって違ったり、練習のない日だと忘れてしまったりするので、生活に組み込むために、バナナと黒糖入りの「アサイー・エナジー」を毎朝1本ずつ摂ることを習慣にしました。

大学時代には栄養学を勉強したこともあり、さまざまな栄養の機能性や相乗効果を

考えて、自分が摂取するプロテインやアミノ酸などのサプリメントを選んでいますから、アサイーを飲むにあたっても、含まれる成分や機能についての確認は怠りません。

まず、アサイーには、造血の素となる鉄分も含まれています。鉄分は赤血球の材料ですから、体内の貯蔵鉄の補給に役立ちます。体内の鉄分が足りなければ、いくら高地や低酸素室でトレーニングをしても、それは逆効果。疲れてしまってトレーニング効果も低下するので、鉄分は特に意識して摂取したい成分なのです。

さらに、オメガ3の脂肪酸、各種のアミノ酸も含まれ、これらは筋肉の生成に不可欠な成分ですから、アサイーはかなりバランスのいい果実であると感じています。

愛飲しているアサイー・エナジーは、適度に糖質も含まれ、甘みがあるので、スムージーのようで、これはかなりおいしい。イタリアのチームに所属していたときに、造血作用のある食材としてラッパロッサ（ビート）のジュースを提供された経験がありますが、日本人の自分だけでなく、イタリア人のチームメイトからも、大ブーイング。「飲み忘れたら、ラッキー！」というほどの負の記憶が残る味でした。習慣として続けていくのなら、味はかなり重要な要素でしょう。

アサイーは、もし飲み忘れても、翌日には「昨日の分も飲んでおこう」と、2本飲むことができるほど、味の面でも合格。海外などへの遠征を考えたら、パウダータイプを利用したいですし、レース中にも摂取できるような少量のリキッドタイプのものがあれば、さらにいいと期待しています。

アサイーは減量中の選手を支える気持ちの栄養にもなっている

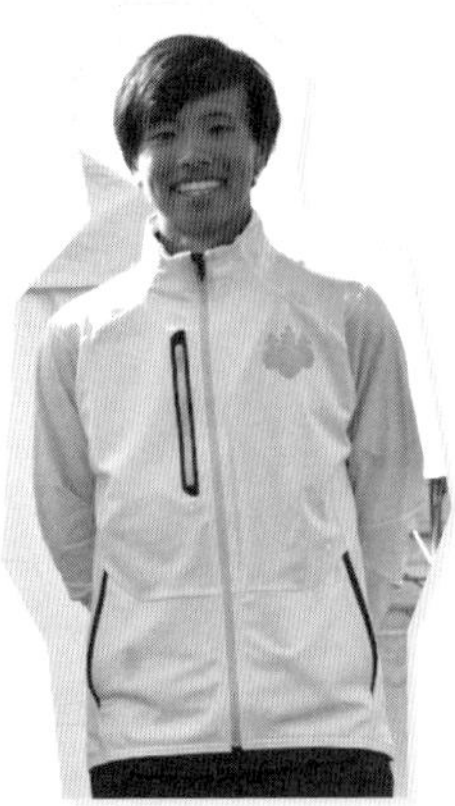

筑波大学陸上競技部長距離パート

児玉《こだま》 朋大《ともき》

体育専門学群4年。熊本県出身。1994年以来26年ぶりの出場となった第96回「箱根駅伝2020」でアンカーをつとめた。高校時代より貧血に悩み、筑波大学陸上競技部長距離パートに所属してからは、栄養サポートのもと、貧血改善に取り組んでいる。

26年ぶりの箱根駅伝でゴールテープを切ることができた！

筑波大学陸上競技部は、第96回東京箱根間往復大学駅伝競走大会の本戦に26年ぶりの出場を果たし、２０２０年のお正月に自分は復路の第10区を走ることができました。沿道から多くの声援を受け、伝統の黄色の襷《たすき》を掛けて大手町のゴールに駆け込んだときには、「お疲れさま！」という声の花道の先で、一緒に走ったチームメイトが笑顔で迎えてくれました。

この瞬間の感激を得られたのには、『筑波大学箱根駅伝復活プロジェクト』に賛同し、支援をしてくださる多くの方々のお力添えがあったからです。

２０１１年から始まったプロジェクトは、２０１５年に筑波大学ＯＢの弘山勉先輩が監督に就任して本格始動。２０１６年から継続するクラウドファンディングによって活動資金を集め、競技環境や予算にハンデキャップのある国立大学が、箱根駅伝本戦を走るまでのレールを整えてもらいました。アサイーの取り組みも、そうしたサポートの一つで、とても感謝しています。

弘山監督からは、「支援をしてくださる人たちのために頑張る」という責任感、自分たちが強くなるための「自立と自律」の精神を教えられ、それは自分自身にもチームにも、確実に浸透していきました。

夕食作りは運動栄養学研究室の大学院生がサポート

現在、共同アパートで生活するチームのメンバーには、自分が在籍する体育専門学群だけでなく、医学群や理工学群の学生もいます。一日のトレーニングメニューは、春休みの期間であれば、朝練習が午前6時にスタートし、朝食を摂った後、10時から午前練習。午後の練習は3時からですが、人によっては身体をケアする時間にあてたり、不足分を走り込んだり。個人的には、一日に少なくても25㎞は走るようにしています。

食事の面では、朝と夜の食事はチーム全員が同じメニューを摂ります。朝食は担当の選手が作り、夕食は運動栄養学研究室の大学院生の現場研修を兼ねた栄養サポート

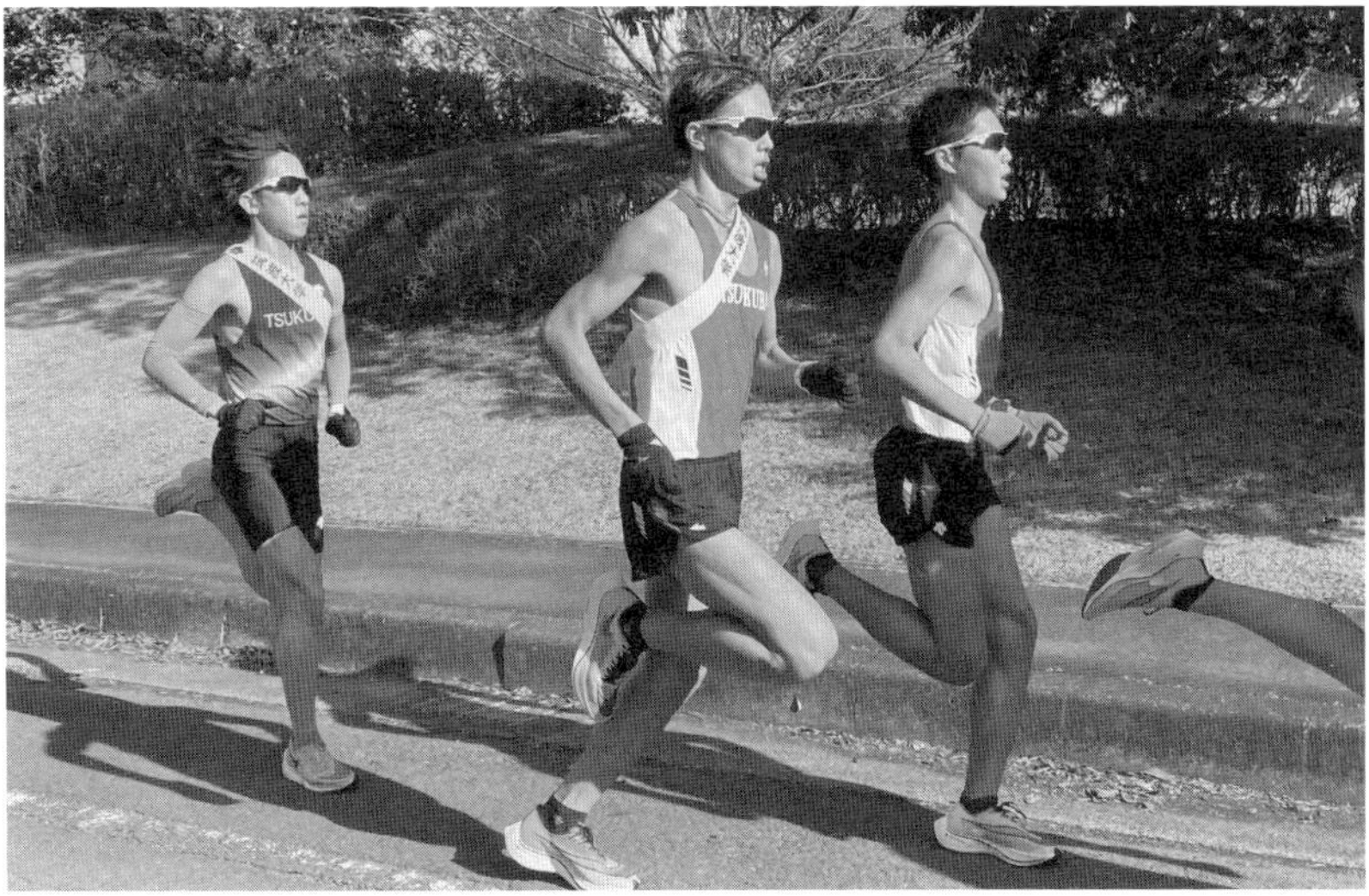
練習風景。センターが児玉朋大選手。

体制で提供されています。コンディションと栄養バランスを考えた献立を工夫し、おいしく調理していただく食事は、とても楽しみな時間となっています。

その上で、昼食は各自に任されています。自分の場合には、練習の強度や走る距離から消費するエネルギー量を試算して、昼のメニューを選びます。もともと貧血傾向だということもあり、レバーなどの鉄分を多く含む食材を摂るのが昼食の定番。自分がレベルアップするためには、何が必要なのかを意識していますが、それは運動栄養学研

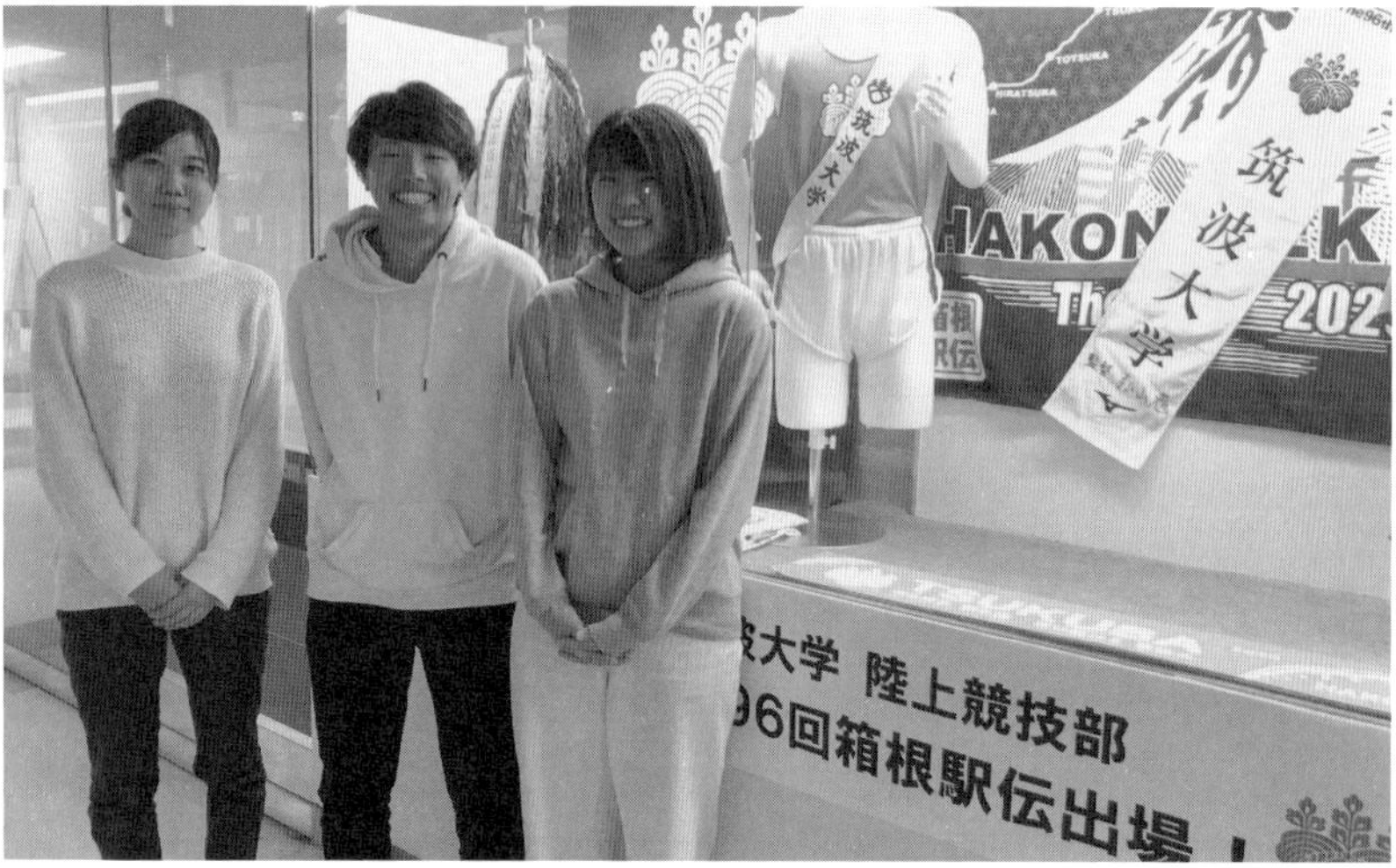

中央が児玉朋大選手、運動栄養学研究室の管理栄養士の加藤有美さん（左）と池田真理さん（右）。

究室の教育方針がチームに浸透しているからです。

「運動栄養学研究室では、食生活のサポートとアスリートの健康状態について栄養指標を用いて評価する研究を行っています。長距離ランナーという特性を考えて、食事面では継続して鉄分を摂ってもらう工夫やほかの食材との組み合わせを重視します。基本的に私たちのサポートのベースは、選手の自立を促すこと。食事面に加えて、毎月の血液検査、骨密度の測定結果を個々の選手にフィードバックして、自分で原因や対策を考えるようになってもらうのが私たちの活動の主軸です」と加藤有実さんと池田真理さんらは語ってくれました。

学ぶ学群が違う学生の意見やスタイルが新鮮

「自ら考える」ということが、大学に入学して自分自身が一番変わった部分です。練習についても大枠は監督が設定しますが、トレーニングの内容や細かい設定を決めるのは個々の選手たち。何を目的とするのかを、常に考えて練習を行っています。

また、練習メニューや食事以外にも、睡眠時間や身体のメンテナンスも含めて自己管理をしています。学群が違えばテスト回数や内容、難易度も違うので、人によりスタイルはさまざまですが、体育専門学群以外の学生がいることで、学生たちの視点や意見は新鮮で刺激になります。

毎日練習を積んでいくと疲れもたまっていくので、そうしたときには練習のあい間に、ケアをしたり、睡眠をとったり、読書やゲームに没頭したりと、各人が最もリラックスできる行動をとるので、こうした人間観察もかなり面白いところです。

そして、夕食は午後7時、消灯は10時半がチームのルールなので、就活やテスト勉強以外は、ルールを順守。監督からは「もっと遊べ！」というアドバイスもありますが、特に試合前になると、やはり全員が早く寝てしまいます。

高校時代は無茶な練習でヘモグロビン値が低下

自分の高校時代を考えると、骨折したまま走るような無茶な練習をして、身体の回復への意識も不十分でした。自分を追い込むような練習をしていたせいか、**血液のヘモグロビン値も低下して貧血に悩まされるようにもなりました。**

その対策として、鉄分のサプリメントを飲んでいましたが、あまり改善される気配がないまま大学へ進学することになりました。

筑波大学のチームには、「自立と自律」を促す環境があったので、だんだん自分の身体の声を聞くことができるようになりました。現在では、すべてをMAXで行うことのリスクも知ることができたので、練習でも抑えるべきところは抑え、自分の身体の状態にあわせた練習により、パフォーマンスが向上するという充実感を得られていま す。

大学で自主的に練習をするようになり、ヘモグロビン値は改善しましたが、貯蔵鉄であるフェリチン値は低いままなので、アサイーの鉄分や造血機能は、自分にとって効果が期待できるサプリメントという実感があります。

そもそも鉄分が不足しないように食事から摂ろうとすると、量的な問題があって食べきれないし、調理の手間がかかります。ドリンクタイプのアサイーは、手軽で継続しやすいこともあり、自分だけでなくチームの全員が必要と感じて飲んでいます。

自分のアサイータイムは、朝食後。空腹状態で朝練習をこなしたあとは、エネルギーが最も枯渇しているタイミングですし、吸収率も高いタイミングだと考えられるので、最も効率よく栄養素が吸収されると考えています。

アサイーを飲みはじめたのは、昨年の箱根駅伝予選会のあとなので、まだフェリチン値が改善するまではいきませんが、高負荷トレーニング時に今までより**呼吸が楽になったと体感しています。これまでは、10㎞を過ぎるときついと感じていたペースで**

も、プラス2～3㎞は走れるようになりました。

全員が同じ目標を持ってチーム力を育む

チームにとって、1年を通じての最大の目標は、箱根駅伝本戦への出場です。そのために年間通じて調整をしていきます。夏の4回の合宿のうち、2次合宿までは全員が参加しますが、3次合宿からは選抜になるので、2次合宿はチーム全員の気合いが高まるターニングポイント。

入学したばかりの下級生は、基礎体力ができていないので、夏合宿のあたりからガス欠になる選手が出てきます。どうしてもオーバーペースで練習をするので、その手綱をとるのが上級生の役目。体育専門学群で学んでいる自分には専門的な知識もあり、自分の経験から練習方法や貧血対策も含めた食事のアドバイスもできるので、下級生の体調にも目を配りながら、チーム全体の能力の底上げをするように努めています。

駅伝は、個人競技の側面もありますが、団体競技の要素も強いので、全員が同じ目標を持って互いにサポートしあうことで、チームワークが生まれ、チーム力が上がっていくのだと考えています。

そして、合宿を終えると箱根駅伝の予選会の選手選考となり、レギュラー陣にとっては一気に意識が変わるとき。夏場から予選会や本戦に向けては、運動栄養学研究室の方々による献立作りも、より工夫が凝らされたものになっていきます。

「常に、旬のものを中心にした献立を考えていますが、夏は疲れて食欲が落ちるので、辛みや酸味をプラス。鉄分やカルシウムといったミネラルを含む調味料に代えるといった試みもしています。さらに、予選会や本戦の前は、院生全員で集まって食材のベースを見直し、鉄分や他の要素が豊富に摂れるものを中心に献立を作ります」とのことです。

アサイーは減量中の選手たちの心の支え

アサイーについては、運動栄養学研究室でも高く評価されています。

「長距離を走る学生アスリートからは、貧血についての相談もよく受けます。アサイーを導入したところ、単に栄養素の補給ということだけでなく、アスリートたちの気持ちの面にも大きく影響しているようです。大会に向けて体重コントロールをしている選手たちが、食べたくても我慢をし、食べ物を口にすることで罪悪感を抱いてしまいがちですが、『アサイーなら安心して飲める』と言っているのをよく耳にします。アサイーが、選手たちの気持ちを上手にコントロールしてくれていることがよくわかります」と語ってくれました。

箱根駅伝本戦に向けて練習の負荷が上がってくる中で、自分も含めた選手全員が、アサイーを摂ることで、集中力や回復力も含めてのパフォーマンスが向上したという感覚がありました。

陸上競技部の山田里美コーチも、アサイーの可能性には期待をしています。

「箱根駅伝本戦前は、練習量も落ち着いて選手たちのトレーニング効果が上がるときです。さらに、運動栄養学研究室の食事サポートによって栄養バランスが整うために血液状態がよくなり、試合に出たいという選手の意識も高まっています。こうした多くの要素が整ったタイミングでアサイーを摂ったことが、相乗的に効果を高めるきっかけになったのではないでしょうか」

運動栄養学研究室と学生たちが連携して取り組むことによって、今後もいろいろな試みができるでしょう。

たとえば、高地トレーニングには、造血作用による酸素供給能の上昇があるといわれますから、夏合宿の前後で血液の数値を比較して検証したり、アサイーにも高地トレーニングのような効果があるかを血液データから追跡したり。いずれにしても、**貧血の改善に有効な方法があれば、長距離のアスリートにとっては、かなりうれしいことです。**

意識の差が、記録や成績の差につながる

最上級生になる今年の目標は、チームとしては、絶対に箱根駅伝に出場して10位以内に入りたい。個人としては、予選会を走って、本戦も走ることです。そのためには、

いま以上に下級生へのアドバイスやサポートに努めていくことが必要になると感じています。

自分自身への課題は、季節の変わり目にケガをしやすいという弱点を克服しなくてはなりません。これまでの失敗経験から、練習量や練習方法も自分でコントロールできるようになってきているので、自分にはまだまだ伸びしろがあると感じますし、自分の可能性に期待しています。

意識の差で、記録や成績にも差が生まれますから、やるからには、箱根駅伝までにトラックの自己ベストを大幅に更新したいです。

２０２０年の箱根駅伝では、素晴らしい体験が得られた反面、タイムでは自分の実力が発揮できたとはいえないので、もう一段ギアを上げたところでの勝負ができるように仕上げていく予定です。そのためにも、アサイーをフル活用して、勝負できる身体作りをしていこうと考えています。

おわりに

「アサイーでみなぎるプロジェクト」は、アサイーの造血機能性で人々をＨＡＰＰＹにしたいという想いで発足しました。キーメッセージは「みなぎるフルーツ、アサイー」です。「みなぎる」とは、機能性表示食品ではない商品の販売活動で効果効能にあたる「造血」を表記できないため、造血やそれによって力が湧き出る様子やアサイーの本質をひと言で表現できる言葉として考案したものです。

プロジェクト立上げ当初にまず課題となったのが、アサイーの造血機能性を「喜んでくれるのは誰か」ということでした。それはもちろん貧血に悩む女性などの「血を必要としている人」にほかなりませんが、研究テーマのきっかけとなった石川三知先生にいち早く研究結果をお伝えしたところ、スポーツにおいて如何に血が重要なのかを教えていただいたのもあり、そこからアスリートを対象とした活動がはじまりました。

最初の活動となったのが、２０１９年７月に行った研究発表会でした。清水孝彦先生の発表と、石川三知先生とアサイーのユーザーである帝京大学ラグビー部の岩出雅之監督とレーシングドライバーの横溝直輝選手による「スポーツ貧血とアサイーへの期待」をテーマにしたトークセッションの二部構成でした。

ここでひとつ奇跡が起きました。発表会の来場者の中にひとりの編集者さんがいました。その方はご高齢のお母様が薬剤の副作用で貧血を発症されており、研究発表会の内容を聞いて衝撃を受けたそうです。免疫力が弱っている高齢者にも食品であるアサイーなら安心なのではないかと考え、早速主治医に相談して、お母様にアサイーの摂取を試されたそうです。その体験から書籍化を発案されたのが、本書の誕生秘話となります。企画のお話をいただいたときは本当に驚きましたが、アサイーでHAPPYになる方が一人でも多く増えたらなんて素敵だろうと思い、編集のご協力をすることになりました。

清水先生の論文が国際科学雑誌『Nutrients』に掲載された際、レビューされた各国の研究者から「大変興味深い研究」「今後の展開に注目したい」といった期待の声が多く寄せられたそうです。世界からの注目はもちろん、清水先生ご自身も研究続行への想いを強く抱かれており、私たち自身もワクワクしながら、アサイーの造血メカニズムや造血によって得られるメリットを解き明かしていきたいと考えています。

またアサイーの造血機能性を広めていくため、今後もさまざまな形で活動する予定です。たとえば赤十字の献血ルームとのコラボや、オンラインショップでの血液検査キットとのセット販売、「血で走るスポーツ」と称されるランニング界への訴求など、あらゆるアプローチで認知を広めていきます。ぜひ今後も「みなぎる」活動にご期待ください。

末筆ながら、本書の編集に携わらせていただいたことに感謝申し上げます。

この奇跡の一冊が、一人でも多くの「みなぎりたい」方の手に届きますように。心からお祈りしています。

アサイーでみなぎるプロジェクト

● 編集

アサイーでみなぎるプロジェクト

2002年にブラジルのアマゾンよりアサイーを日本へ初上陸させたアサイーの総合メーカー 、株式会社フルッタフルッタが2019年に発足した新プロジェクト。2018年より開始した千葉大学との共同研究でマウス実験によるアサイーの造血機能性を実証した。「みなぎるフルーツ、アサイー」をキーメッセージに、アサイーの造血機能性で貧血に悩む方や元気になりたい方、アスリートやホビーアスリート※を応援する活動を展開中。(※趣味をスポーツとする競技志向の一般アスリート)

〔URL〕https://www.frutafruta.com/minagiru/

● 監修・レシピ制作

石川 三知(いしかわ みち)

スポーツ栄養アドバイザー、管理栄養士、Office LAC-U代表。これまで全日本男子バレーボールチーム、陸上男子・女子短距離日本代表チーム、スピードスケートの岡崎朋美選手、フィギュアスケートの荒川静香選手、高橋大輔選手などオリンピックメダリストをはじめとするアスリートの栄養サポートを行う。八王子スポーツ整形外科栄養管理部門スタッフ、中央大学保健体育研究所客員研究員、中央大学商学部兼任講師。『勝てるアスリートの身体を作る栄養学と食事術』(マイナビ出版)、『最新版 スポーツ選手のための食事 400レシピ』(学研パブリッシング)など著書多数。

● 取材協力

清水 孝彦
(国立長寿医療研究センター
老化ストレス応答研究プロジェクトチーム
プロジェクトリーダー)

新生 暁子
(横浜F・マリノス栄養アドバイザー)

福島 潔(横浜マリノス株式会社)

山本 元喜(プロロードレーサー)

児玉 朋大
(筑波大学陸上競技部長距離パート)

山田 里美
(筑波大学陸上競技部アシスタントコーチ)

加藤 有美
(筑波大学運動栄養学研究室・管理栄養士)

池田 真理
(筑波大学運動栄養学研究室・管理栄養士)

● 商品協力

株式会社フルッタフルッタ

● Staff

編集協力/ 結城 聡(フルッタフルッタ)
松田 恵子(フルッタフルッタ)
レシピ協力/ 阿部 菜奈子(Office LAC-U)
大島 夕佳(Office LAC-U)
レシピ撮影/田中 宏幸
レシピスタイリング/中村 弘子
アートディレクション/大薮 胤美(フレーズ)
ブックデザイン/月島 奈々子(フレーズ)
取材・文/松井 和恵
編集制作/早草 れい子(Corfu企画)

● 参考文献

『最新版　スポーツ選手のための食事　400レシピ』石川三知著/学研プラス

『よくわかるスポーツ貧血―貧血は身近なスポーツ障害』ベースボール・マガジン社

『からだのしくみ事典』浅野伍朗監修/成美堂出版

『貧血の人の食事』細田四郎、小川久恵著/女子栄養大学出版部

『サプリが命を躍動させるとき あきらめない! その頭痛とかくれ貧血』くどうちあき著/文芸社

隠れ貧血・スポーツ貧血のための
アサイーの食事術

2020年6月23日　第1版第1刷発行

編　集　アサイーでみなぎるプロジェクト
監　修　石川三知
発行所　WAVE出版
〒102-0074　東京都千代田区九段南3-9-12
TEL 03-3261-3713　FAX 03-3261-3823
振替 00100-7-366376
E-mail:info@wave-publishers.co.jp
https://www.wave-publishers.co.jp

印刷・製本　萩原印刷

NDC596　160P　21cm　ISBN 978-4-86621-284-5